SEXUALIDAD:
LOS JÓVENES PREGUNTAN

UNO Y LOS DEMÁS / 7
Colección dirigida por Elena Cordera

Títulos publicados:

1. Juan Luis Álvarez-Gayou Jurgenson y Paulina Millán Álvarez, *Sexualidad: los jóvenes preguntan*
2. María Magdalena Egozcue Romero, *Primeros auxilios psicológicos*
3. Alicia Lavalle, *La consulta médica*
4. Gerardo Mendive, *La educación familiar y sus desafíos*
5. Luis Mariano Acévez, *Erotismo en las cuatro estaciones*
6. Lilia Martínez Otero, *Entendámonos*
7. Vivianne Hiriart, *Cómo hablar de sexualidad con sus hijos*
8. Efraín Bartolomé, *Educación emocional en veinte lecciones*
9. Marcela Guijosa, *Mujeres de cierta edad*
10. Rinna Riesenfeld, *Bisexualidades*
11. Marina Castañeda, *La nueva homosexualidad*

Juan Luis Álvarez-Gayou Jurgenson y Paulina Millán Álvarez

SEXUALIDAD: LOS JÓVENES PREGUNTAN

PAIDÓS
México • Buenos Aires • Barcelona

Portada: Joan Batallè

Bajo el sello editorial PAIDÓS M.R.
Avenida Presidente Masarik núm. 111, Piso 2
Colonia Polanco V Sección
Deleg. Miguel Hidalgo
C.P. 11560, México, D.F.
www.planetadelibros.com.mx
www.paidos.com.mx

Primera edición: 2004
Séptima reimpresión: octubre de 2015
ISBN-13: 978-968-853-579-0
ISBN-10: 968-853-579-6

Impreso en los talleres de Litográfica Argos, S.A. de C.V.
Av. Tlatilco núm. 78, colonia Tlatilco, México, D.F.
Impreso y hecho en México – *Printed and made in Mexico*

ÍNDICE

AGRADECIMIENTOS

Agradecemos de manera especial la colaboración de Francisco Fernández, Josefina Flores, Mónica Gamboa, Paula Godínez, Dora González, Nelia Herrera, Jorge Ibarra, Maximino Jiménez, Paulina Martínez, Octavio Morales, Verónica Jiménez, Lidia Miranda, Verónica Olicón, Edna Pérez, Miguel Ángel Reyna, Irene Torices, Judith Vera, Teresa Villalobos, Olivia Castro y demás docentes y egresados del Instituto Mexicano de Sexología que dieron las primeras respuestas a las preguntas que nos hicieron llegar adolescentes de diversos países a través de la página de internet del Instituto Mexicano de Sexología y la línea telefónica Infosex.

INTRODUCCIÓN

Probablemente hay pocos temas tan llenos de mitos y creencias erróneas como el de la sexualidad. Ello obedece al hecho de que la educación sexual que prevalece en muchos países de habla hispana proviene de una fuente que no siempre es correcta o adecuada, y que se conoce como educación informal, es decir, aquella que se transmite por todos a todos, la difundida por los medios de comunicación masiva y la que se transmite con el ejemplo.

No es raro que una persona diga "Esto es así", y si alguien le pregunta por qué o cómo lo sabe, la respuesta sea "No sé, pero sé que así es". Ésta es la estructura de los mitos, que no están sustentados más que en falsedades y en la información que repetimos sin conocer su origen.

Si bien los mitos prevalecen entre la población general —muchas veces incluso entre profesionales—, la presencia de éstos entre los adolescentes puede llevarlos a realizar actos que tengan graves consecuencias en su vida. Esto se debe a que la principal fuente de información de muchos jóvenes incomunicados con los adultos son sus propios compañeros y compañeras de su misma edad.

Por otro lado, la educación formal es aquel proceso de enseñanza-aprendizaje con una estructura, un programa, objetivos y contenidos, en el que existe una relación didáctica entre docente y educando. Para que la educación formal de la sexualidad sea efectiva, debe ser profesionalizada. El propósito de la educación formal profesionalizada es que, al contrario de una buena parte de la educación informal, se base en información científica, propicie el respeto a la diferencia y flexibilice los roles de género.

La educación de la sexualidad debe trascender el abordaje exclusivo, o incluso predominante, de los aspectos eróticos y coitales, y permear la totalidad de la vida de los seres humanos, sin interferir con los valores familiares y propiciando el respeto, la responsabilidad, el amor y la tolerancia. Es decir, esta enseñanza debe estar libre de prejuicios y dar respuesta a las verdaderas dudas de niños y adolescentes.

La información que provee la educación formal puede ayudar a prevenir diversos problemas, desde las infecciones de transmisión sexual, disfunciones sexuales y conflictos de pareja, hasta violaciones y abusos sexuales infantiles.

En el Instituto Mexicano de Sexología, a través de un servicio gratuito de asesoría telefónica y por internet, hemos recopilado más de cinco mil preguntas de jóvenes de varios países que docentes y egresados del instituto han contestado, y que ahora seleccionamos y publicamos. Nuestros principales objetivos son informar y desmitificar los aspectos de la sexualidad que han sido obtenidos de la educación informal, así como complementar la información que los adolescentes han recibido a través de la educación formal, teniendo en cuenta las inquietudes y dudas que de ellos mismos han surgido.

Éste es pues el origen del presente libro, y esperamos que por estas líneas no sólo los adolescentes sino también sus padres y maestros logren obtener información científica respecto a la gran diversidad de temas que las preguntas abordan.

Capítulo I

ANATOMÍA SEXUAL HUMANA. EL GÉNERO Y EL SEXO

Independientemente de las características debidas a factores socioculturales, existen algunos elementos compartidos por toda la especie humana que nos permiten dividirla en dos grandes grupos, complementarios entre sí en cuanto a reproducción: los seres humanos de sexo femenino y los de sexo masculino.

No es absolutamente indispensable que una persona menstrúe, se embarace y amamante para decir que pertenece al sexo femenino de nuestra especie, como tampoco es requisito que un sujeto engendre descendientes a través de inseminar a una mujer para agruparlo entre los varones humanos. De hecho, la división de los seres humanos en sexos se hace más con base en los órganos que en las funciones en sí; aunque se les llama órganos sexuales o de la reproducción, no es la única función que realizan y además pueden no desempeñarla nunca.

También hay otras diferencias biológicas entre hombres y mujeres, como los cromosomas que determinan el sexo de una persona (XX en las mujeres y XY en los hombres).

A los órganos sexuales más visibles, como la vulva, el pene o el clítoris, los conocemos como órganos sexuales externos, y a los que se encuentran dentro de cavidades del cuerpo, como la matriz, los ovarios o los testículos, los conocemos como órganos sexuales internos.

Hay una relación estrecha entre los órganos sexuales y las estructuras encargadas de la excreción de orina; dicha relación es de contigüidad en el caso de las mujeres (porque están cerca) y de continuidad en el caso masculino.

El transporte de orina desde la vejiga al exterior se realiza a través de un conducto denominado *uretra*. En las mujeres, la uretra desemboca muy cerca del vestíbulo del conducto por donde sale la menstruación y que recibe al pene durante el coito: la vagina.

En el varón, en cambio, la uretra es un conducto común para la orina y el semen (aunque no da paso simultáneo a ambos fluidos). La uretra es también el lugar donde se mezclan espermatozoides y líquido seminal, que son los componentes que integran el semen. Al llegar dichos elementos a la encrucijada urinarioseminal, un músculo llamado *esfínter de la vejiga,* que impide el paso de semen a la vejiga, se contrae en forma involuntaria.

La uretra masculina sale de la vejiga y corre por el interior del pene entre los tejidos esponjosos (cuerpos cavernosos y cuerpo esponjoso).

La estructura de los cuerpos cavernosos les permite contener cantidades variables de sangre. Cuando se llenan por completo, el pene se erecta aumentando su espesor y longitud. El pene puede variar su tamaño debido a la presencia de los cuerpos cavernosos y a la piel extraordinariamente elástica que lo cubre en toda su superficie, desde su raíz (sitio donde se une al tronco del individuo) hasta su porción más distal (más alejada del tronco del sujeto).

El pene se divide en tres porciones: raíz, cuerpo y glande (que es su porción más alejada y tiene forma de cono). El "cuerpo" se encuentra constituido por los tres cuerpos cavernosos, y en el hombre, a diferencia de la mayoría de los carnívoros, carece de estructuras óseas. El glande es un ensanchamiento del cuerpo cavernoso de la uretra; por debajo de la piel posee gran cantidad de terminaciones nerviosas sensibles, muchas de ellas, al tacto profundo, y muchas otras al tacto superficial. En los individuos no circuncidados, el glande se encuentra cubierto por un repliegue de piel denominado *prepucio.* Cuando el pene está erecto, el prepucio se retrae y suele dejar al descubierto el glande; si dicha retracción se dificulta, resulta indispensable remover quirúrgicamente el prepucio, procedimiento conocido como *circuncisión.*

La uretra femenina se abre en los órganos sexuales externos o vulva, y sólo cumple la función de transportar orina de la vejiga al exterior; en comparación con la uretra masculina, es muy corta. Los órganos sexuales externos femeninos son los labios mayores, los labios menores, el clítoris (que posee cuerpos cavernosos y terminaciones nerviosas sensibles al tacto superficial y profundo, como el pene) y el vestíbulo de la vagina. La uretra desemboca entre el clítoris y el vestíbulo. En algunas mujeres el introito (entrada) vaginal se encuentra parcialmente cerrado por una membrana conocida como *himen;* pero ésta puede no estar presente, inclusive desde el nacimiento. Ciertas actividades, como la equitación y la gimnasia, pueden modificar las características del himen, con lo que la vagina queda comunicada libremente con el exterior.

La vagina es un conducto que sólo posee músculos en el tercio externo (el más próximo al introito o entrada); en los dos tercios restantes no hay músculos, sólo es un conducto membranoso. Sus paredes se encuentran normalmente pegadas y se separan cuando la mujer está excitada; también durante la excitación las paredes vaginales se cubren de un líquido seroso (similar al suero). Se desconoce cuál es la procedencia exacta de dicha secreción. Algunos investigadores suponen que lo producen ciertas glándulas, pero a la fecha no se han observado glándulas en las paredes vaginales. Para otros, el líquido de lubricación vaginal procede de los vasos sanguíneos que se encuentran debajo de la membrana que tapiza las paredes vaginales.

En el tercio interno de la vagina penetra parte del útero; es la porción conocida como *cuello uterino.* Los órganos sexuales internos femeninos son la vagina, el útero, las tubas uterinas (también conocidas como trompas de Falopio) y los ovarios.

En los ovarios se produce la maduración de las células precursoras de los óvulos, además de hormonas, como los estrógenos y la progesterona. Los óvulos maduros son liberados por los ovarios (ovulación) y captados por las trompas. Si la mujer fue inseminada, los espermatozoides llegan hasta las trompas y ahí se produce la fecundación. El producto de la fusión de óvulo y espermatozoide es transportado por la trompa hasta el interior de la cavidad del útero (cavidad uterina) y ahí se produce el desarrollo del nuevo individuo hasta el momento del nacimiento.

Los espermatozoides se producen en los testículos, que se encuentran contenidos en el escroto (bolsa de piel que se halla suspendida por debajo de la raíz del pene). Los testículos, como los ovarios, también producen hormonas, de las cuales la más importante es la testosterona.

La estructura básica del testículo es sumamente simple: un conjunto de finísimos túbulos (túbulos seminíferos) plegados sobre sí mismos y rodeados por una cápsula fibrosa inextensible, la túnica albugínea; es, digamos, como un paquete de fideos, donde la albugínea es la envoltura que los rodea. Entre túbulo y túbulo se encuentran las células intersticiales, productoras de las hormonas masculinas (andrógenos).

La función de los túbulos, en contraste, es la producción y maduración de espermatozoides; al finalizar este proceso, denominado *espermatogénesis,* los espermatozoides son transportados en el interior de los túbulos hasta conductos comunes donde desembocan todos ellos. Estos conductos comunes abandonan el testículo y constituyen el epidídimo, que "se monta" sobre el primero y da origen al conducto deferente. El conducto deferente se dirige hacia el conducto inguinal, donde se torna de externo en interno y desemboca en las vesículas seminales. Éstas se convierten en los conductos eyaculadores, que llevan los espermatozoides a la uretra. Los conductos eyaculadores atraviesan la próstata. La próstata rodea a la uretra inmediatamente por abajo de su lugar de origen en la vejiga y vacía sus secreciones en ella.

El líquido seminal (producido por la próstata principalmente y en menor grado por las vesículas seminales) se une a los espermatozoides y así forma el semen.

Por debajo de la próstata se encuentran dos pequeñas glándulas, las *glándulas bulbouretrales,* que vierten sus secreciones a la uretra. El líquido que producen lubrica el conducto uretral.

GÉNERO Y SEXO

Aunque las palabras *género* y *sexo* a veces se usan para referirse a lo mismo, existen diferencias importantes entre ambas. El sexo se refiere a las diferencias biológicas que categorizan a hombres y mujeres; el género, en cambio, se refiere a todas las características que socialmente se atribuyen a las personas en función de su sexo. Por ejemplo, las mujeres aprenden a maquillarse, usar falda, llorar, ser tiernas, dependientes, etc., mientras que los hombres aprenden a ser fuertes, agresivos e independientes, entre otras cosas.

De estas diferencias se desprenden los llamados *roles de género,* o sea, las conductas que socialmente se espera que tengan hombres y mujeres (mujeres maternales que cuidan a los hijos y hombres independientes que son proveedores, por ejemplo).

Entonces, desde la niñez, hombres y mujeres somos educados de acuerdo con estos roles y se espera que nos comportemos, vistamos y pensemos de cierta manera. De la mujer, por ejemplo, se espera que sea cariñosa, tierna, cuidadosa, temerosa, romántica, débil, intuitiva, servicial, maternal, fiel, vanidosa, sensible, indecisa, etc. Del hombre se espera casi todo lo contrario; por ejemplo, que sea fuerte, independiente, decidido, insensible, dominante, exitoso, agresivo, etcétera.

Sin embargo, un aspecto perjudicial de estos estereotipos es que conducen a la creación de prejuicios y expectativas imposibles de cumplir, ya que no toman en cuenta las cualidades individuales. Al etiquetar algunas características como femeninas y otras como masculinas, se pierde de vista que todas son características humanas que cualquier persona puede poseer.

De hecho, muchos hombres y mujeres buscan demostrar que cumplen con los requisitos sociales de su género, aunque realmente preferirían comportarse de otra manera; además, en el caso de los hombres, demostrar la "hombría" hace que a menudo se involucren en situaciones de mucho riesgo (acciones violentas o peligrosas).

PREGUNTAS

¿Qué es la circuncisión y qué diferencia hay entre un pene circuncidado y otro sin circuncidar?

En algunos hombres, por razones higiénicas, funcionales o religiosas, se extirpa o quita la porción del prepucio (piel) que cubre el glande (que es la cabeza o extremo del pene). A este procedimiento se le conoce como circuncisión. La diferencia entre un pene circuncidado y uno sin circuncidar consiste en que, en el primero, la cabeza del mismo queda más al descubierto o más visible que en el segundo (en que está cubierta por el prepucio). En muchos libros o revistas de anatomía o medicina puedes encontrar fotos de penes con circuncisión o sin ella, para que tengas una idea más clara.

¿Qué tipo de penes requieren circuncisión y cómo afecta este procedimiento la actividad sexual?

Generalmente la circuncisión se realiza por dos motivos: los religiosos y los médicos. Por motivos religiosos, se efectúa en niños de días de nacidos, así que para ellos no existe posibilidad de elección.

Por otra parte, el médico debe recomendar la circuncisión cuando el prepucio no es lo suficientemente amplio como para permitir descubrir totalmente el glande, y por lo mismo es factible la aparición constante de infecciones.

En cuanto a si afecta la vida sexual, aparte de una brevísima fase de recuperación en la que se puede producir, posiblemente, una mayor sensibilidad en el glande, no deben existir problemas para reiniciar la vida sexual acostumbrada.

¿Cuál debe ser el tamaño del pene en la adolescencia y en la madurez?

No hay un tamaño, ni en la adolescencia ni en la madurez, que "deba" tener el pene, en el sentido de que el tamaño del pene varía de persona a persona y está relacionado con diversos factores. Este órgano crece con el desarrollo sexual y aproximadamente a los dieciséis años alcanza su tamaño total. Según algunas investigaciones en las que se midieron varios penes erectos, pocos tienen penes menores a los 9.5 centímetros o mayores a los 19 centímetros. La mayor parte de los hombres tienen penes que, en erección, miden entre 12.5 y 16.5 centímetros.

Se ha pensado que los penes más grandes son mejores o más adecuados para la relación sexual; sin embargo, el placer que involucra el coito no está en función del tamaño de un órgano sexual.

¿Por qué se dice que el hombre tarda más tiempo en madurar que la mujer?

La maduración, tanto de hombres como de mujeres, es el resultado final de un proceso de adaptaciones a los cambios que se originan en unos y otras durante la pubertad, época en que comienza la aparición de los caracteres sexuales secundarios y la maduración de los sistemas sexuales. Las mujeres inician su pubertad a edades más tempranas que los varones, y por tanto, inician y terminan su proceso de adaptación a los cambios físicos antes que los hombres. En realidad, el proceso puede durar el mismo tiempo en hombres y mujeres pero en ellas comienza antes y en ellos después.

¿Por qué un hombre adulto puede tener una erección y sin embargo no eyacular?

Cualquier hombre, en cualquier momento de su vida, puede presentar una erección sin eyaculación por razones de tensión, ansiedad o bloqueo psicológico temporal. Sin embargo, cuando este evento es recurrente, podemos hablar de que existe una disfunción sexual que se conoce como *incompetencia eyaculatoria*. Este tipo de disfunción debe ser tratada por un sexoterapeuta, quien podrá determinar el tratamiento más adecuado.

¿A qué profundidad de la vagina se encuentra el himen?

El himen es una fina membrana que cubre la abertura de la vagina. Por regla general, el himen se extiende por una parte, no toda, de la abertura vaginal y presenta siempre una o más perforaciones que permiten la salida del flujo menstrual.

No tengo nada de pechos y tampoco he reglado, pero muchas de mis amigas sí

El desarrollo es diferente en cada persona, incluso entre mujeres de la misma edad. Así, hay mujeres que inician la menstruación a los nueve años y otras hasta los diecisiete o dieciocho años. El desarrollo de los pechos está relacionado además con factores genéticos. Ten paciencia, en cuanto tu cuerpo inicie su propio desarrollo, como el de tus amigas, también menstruarás y crecerán tus pechos. De cualquier manera, siempre es conveniente que visites a un ginecólogo con quien te sientas a gusto para que te dé su opinión.

¿Por qué todavía no tengo eyaculaciones?

El inicio de las eyaculaciones fluctúa entre los doce y los catorce años. Ten paciencia si esto no ha ocurrido todavía, pero, si tienes dudas, puede ser buena idea que acudas a un médico o hables con alguien de confianza para que te oriente.

Inmediatamente después del periodo menstrual, ¿hay posibilidad de fecundación?

El ciclo menstrual de muchas mujeres (sobre todo las muy jóvenes) es irregular o se altera fácilmente (por viajes, estrés, aumento de peso, cambios en la alimentación, etc.). Por eso, existe una pequeña probabilidad de que la mujer quede embarazada si tiene relaciones después de menstruar o incluso si las tiene durante la menstruación, pues puede ser que libere dos óvulos (ovule) con poco tiempo de diferencia. Esta ovulación o momento en el que un nuevo óvulo es liberado por las trompas de Falopio es la etapa de mayor fertilidad, así que es recomendable que también en esta época se use algún método anticonceptivo.

¿Se pueden tener relaciones sexuales cuando se está menstruando?

Sí se pueden tener relaciones sexuales durante la menstruación, sin embargo, algunas mujeres no quieren tenerlas porque no se sienten cómodas por la sangre, mientras que otras afirman que son particularmente agradables y placenteras, ya que las ayudan a aliviar la tensión. Recuerda que aun menstruando, una mujer puede quedar embarazada y transmitir o adquirir una infección de transmisión sexual muy fácilmente si no usa condón.

¿Cuándo se detiene o atrasa la menstruación?

La menstruación se puede detener o atrasar por muchas razones. Una de ellas es el embarazo; otra, un padecimiento conocido como *anorexia*, y otra más, un exceso de estrés o algún suceso emocional importante. También es común que los primeros periodos menstruales de una mujer sean irregulares.

Sin embargo, cuando la menstruación se detiene o se atrasa, un médico es la persona indicada para determinar la causa y el tratamiento, de ser necesario. También hay que recordar que cuanto más pronto se busque atención, mejor.

¿Puedo usar tampones?

Sí. Los tampones, al igual que las toallas sanitarias, son seguros para evitar mancharse durante la menstruación; además, te permiten realizar actividades como la natación sin que se note que los llevas. En realidad, cada mujer escoge lo que más le acomoda; por eso, ambos productos tienen presentaciones y tamaños distintos.

Se han creado muchos mitos acerca del uso de tampones, sobre todo entre mujeres jóvenes, pero la verdad es que no corres peligro si los usas correctamente. Lee las instrucciones con cuidado y no olvides ponértelos con las manos limpias y cambiarlos regularmente.

Soy muy irregular en mi periodo. ¿Es difícil que me pueda embarazar?

No es difícil si tienes relaciones sexuales sin protección. Por eso, en esta etapa en la que los ciclos menstruales van adquiriendo regularidad, lo mejor es tener relaciones sexuales usando algún método anticonceptivo, de preferencia el condón, que además protege de las infecciones de transmisión sexual.

¿Es normal que tenga sueños eróticos?

Sí, muchas personas los tienen; son una forma natural en que el organismo descarga la energía sexual acumulada; además, casi siempre resultan muy placenteros.

¿Es verdad que cuando tienes la primera relación sexual dejas de crecer?

No, esto es un mito; no hay relación entre la actividad sexual y el crecimiento.

¿Es cierto que cuando las mujeres tienen relaciones sexuales ensanchan de la cadera?

No, las relaciones sexuales no provocan cambios físicos visibles. Es decir, el cuerpo puede cambiar durante la adolescencia por el crecimiento natural, sin embargo, estos cambios no están relacionados con tener o no actividad sexual.

¿Es posible que mi pene se agrande si rompo el hilo que lo une al glande?

No. Urge que sepas que cortando el frenillo, como se le llama al "hilo que une al glande", puedes provocarte graves daños. Además, no conseguirás que tu pene aumente de tamaño. Hasta hoy no existe un método seguro que garantice este aumento, aunque muchas personas promuevan varios (pastillas, aparatos, etc.) con falsas promesas.

¿Es verdad que el tamaño de las manos va en proporción al tamaño del pene y el tamaño de la boca femenina en proporción al de la vagina?

No. Esto es sólo un mito que ha servido para hacer más de una broma. Sin embargo, también puede ser causante de un gran número de frustraciones, pues hay quienes realmente esperan que esto sea regla. No existe ninguna relación entre los elementos manos-pene y boca-vagina.

CAPÍTULO 2

EL ENAMORAMIENTO, EL AMOR Y LA PAREJA

La mayoría de las parejas se forman después de un proceso de enamoramiento, al que suele conocerse técnicamente como *limeranza.*

Este término y los estudios al respecto son aportaciones de Dorothy Tennov, psicóloga y profesora estadounidense. En su libro *Love and limerance, the experience of being in love* (Amor y limeranza, la experiencia de estar enamorado), la doctora Tennov cuenta que empezó a observar que algunos alumnos suyos que habían sido dedicados y cumplidos pasaban por periodos en los que su rendimiento escolar se veía seriamente afectado, al igual que su estado de ánimo. Investigando, se dio cuenta de que estos jóvenes tenían algo en común: estaban pasando por un periodo de enamoramiento. Después de hacer algunas entrevistas, se percató de la gran similitud en los diferentes relatos, sobre todo en cuanto a las sensaciones y percepciones que tenían estos jóvenes enamorados.

Esto ha hecho pensar que el enamoramiento, o limeranza, es un fenómeno universal característico del ser humano, que sin duda tiene matices y diferencias culturales e individuales, pero siempre sobre una línea básica común.

Lo que hoy se sabe sobre la limeranza es que llega a nuestras vidas en forma suave y placentera, sin saber muy bien por qué surge cierto interés por una persona. Algo nos atrae de ella; tal vez no sea la persona más bella que hayamos conocido, pero tiene "un no sé qué" que nos llama la atención. No es sólo atracción sexual; es algo más, o diferente. Este sentimiento puede surgir por una persona ya conocida o por alguien que hace unos cuantos días no conocíamos.

La limeranza puede iniciarse con una sensación apenas perceptible de interés, la cual se incrementa conforme nos vamos sintiendo correspondidos.

Existen una serie de características y componentes básicos del enamoramiento. Uno de ellos es el llamado "pensamiento intrusivo", en el cual nuestra mente está invadida por pensamientos respecto a la persona de la que estamos enamorados (con frecuencia escuchamos "sólo pienso en ti" o "está en las nubes"). En este estado de ensoñación, se piensa constantemente en el momento de ver a esa persona y lo que va a suceder.

Una vez iniciado el proceso de la limeranza, hay una fase de entusiasmo en la que se tiene una sensación de "gran libertad". Esta felicidad la atribuimos a esa persona que consideramos sumamente especial. Todavía en esta etapa inicial de la limeranza es posible que este sentimiento exista hacia varias personas, en forma más o menos simultánea.

Cuando estamos en este proceso de enamoramiento, tratamos de buscar "señales" de que quien nos interesa nos corresponde (una llamada telefónica, un mensaje, una mirada, etc.). Nuestros pensamientos están ocupados en recordar y recrear los momentos en que estuvimos con la persona, valorando sus rasgos atractivos y considerando también las cualidades propias que contribuyeron a conseguir su interés.

Cuando aparecen obstáculos (por ejemplo, si la familia se opone a la relación) o cuando surgen dudas respecto a si la otra persona nos corresponde, la intensidad del enamoramiento llega a incrementarse. Cuando el sentimiento se intensifica, incluso nos es imposible evitar voluntariamente el enamoramiento, a pesar de que empecemos a observar defectos en la otra persona; esto puede ser muy peligroso si les restamos importancia a defectos que son muy graves.

Por otro lado, la duda y el incremento del enamoramiento afectan la autoestima; con frecuencia sentimos la necesidad de mejorar nuestro aspecto físico, cambiar de peinado, adquirir ropa nueva y, en general, recibimos cualquier sugerencia que nos ayude a incrementar las posibilidades de atraer a la otra persona. En esta fase existe gran temor al rechazo.

Por último, si la limeranza sigue su curso, surge la motivación por establecer una relación equilibrada. Un factor importante en cuanto al curso de la limeranza es que si en cualquier punto del proceso quien está enamorado percibe señales de ser correspondido, el incremento del sentimiento se detiene, pero vuelve a intensificarse si de nuevo surge la incertidumbre, es decir, cuando volvemos a poner en duda si somos o no correspondidos.

FENÓMENOS Y "SÍNTOMAS" FÍSICOS

Durante el proceso de la limeranza se presentan una serie de fenómenos físicos relacionados frecuentemente con el enamoramiento: palpitaciones, temblor, palidez, insomnio, falta de apetito; y, cuando la incertidumbre es intensa, se da un gran estado de angustia, que muchas veces es referido por las personas como "me duele el corazón".

LA SEXUALIDAD Y LA LIMERANZA

Es importante recalcar que la limeranza, más que por una serie de acontecimientos, se constituye por sentimientos y percepciones del individuo enamorado. En este estado, el sexo no es esencial, ni siquiera suficiente para satisfacer el nivel de enamoramiento. Por otro lado, la relación sexual también representa el símbolo del logro máximo en la limeranza: la reciprocidad; por eso, muchas personas buscan tener algún tipo de contacto físico.

Sin embargo, un sentimiento amoroso, por intenso que sea, no es garantía de que se dará una buena y satisfactoria relación sexual. Esto se debe a que en ocasiones la ansiedad y la timidez que experimenta la persona pueden interferir con un adecuado funcionamiento sexual. La persona enamorada desea tener mejor apariencia y mostrarse sumamente exacta, correcta y eficiente, y esto es precisamente lo que con más frecuencia obstaculiza el funcionamiento sexual. Es común que los hombres digan que con aquella que más les interesa quedar bien y hacer mejor las cosas, es justamente con quien tienen más dificultades; tal es el caso de algunos con problemas para tener o sostener una erección adecuada. Lo mismo les sucede a las mujeres, quienes se enfrentan al hecho de querer ser eficientes y pasionales, a pesar de sentirse inseguras y tímidas.

DURACIÓN DE LA LIMERANZA

El enamoramiento, tal como lo hemos descrito, no dura para siempre. Esto tiene que ver con todos los cambios físicos y psicológicos que suceden en el organismo y que son difíciles de sostener por mucho tiempo; es poco creíble que alguien pueda vivir siempre "en las nubes", pensando en otra persona o suspirando y sudando cada vez que se acerca. Por eso, aunque hay casos en que la limeranza se extiende por mucho tiempo, el lapso promedio es de dos a tres años.

En la mayoría de los casos, el enamoramiento suele desvanecerse o perder ca~~si toda su fuerza.~~ Cuando esto pasa, se pueden seguir dos caminos: nos enamoramos de otra persona o el sentimiento que teníamos sufre una transformación; en el mejor de los casos se desarrolla una respuesta emocional, que suele describirse como amor.

Algunas personas pierden el interés por la persona de la cual se enamoraron cuando la ven tal como es, con los defectos que todos tenemos, pero que no habían querido ver o que habían minimizado. Es común que alguien enamorado busque dar su mejor cara y parecer simpático, inteligente, culto, educado, etc., pero nadie es perfecto y somos más bien una combinación de defectos y virtudes.

Es importante diferenciar la limeranza del amor; es difícil establecer un concepto universal de este último, puesto que si se consultan desde diccionarios hasta libros de especialistas encontraremos serios desacuerdos. Por otro lado, los escritores y los poetas son los que, sin términos científicos, han escrito y profundizado más en el amor.

Por nuestra parte, podemos decir que el amor se ve cuando una persona puede decir de la otra "Tú a mí me importas".

El amor en pareja está rodeado de muchísimos mitos. Comúnmente, las canciones de amor, las películas y los programas de televisión dan una imagen del amor romántico que sería muy poco funcional en la vida real. Por ejemplo, cosas como "vivo para ti", "sin ti no soy nada", "tú y yo somos uno", nos hacen pensar que la pareja ideal es aquella en la que ambas partes dependen completamente la una de la otra. Por otro lado, el amor se ha equiparado erróneamente con los celos, la venganza y el sufrimiento ("amar es sufrir"). Por el contrario, el amor nutriente (como lo describen Guadalupe Ruiz y Gillian Fawcett, 1999) es aquel que promueve el espacio, la libertad y el respeto, pero sobre todo, es un amor que forma parejas de individuos con deseos y personalidades diferentes, en las que ninguno de ellos se "borra" para complacer al otro ni deja de crecer como persona. Cuando termina una relación así, él o ella podrán sentirse muy tristes, pero se sobrepondrán más fácilmente que si la relación hubiera sido de total dependencia.

En general, existen siete aspectos importantes en la relación de pareja para que sus miembros se sientan a gusto:

1) Atracción física. Esta atracción no se basa en estereotipos de belleza (que la mayoría no cumplimos), sino en todo lo que nos gusta de la otra persona y nos hace querer estar cerca de ella. Este tipo de atracción, sin embargo, es descuidada por parejas que llevan mucho tiempo juntas y ya no se esmeran por tratar de mantener su encanto para el otro.
2) Atracción intelectual. Significa que los integrantes de la pareja se co-

nocen y comparten inquietudes, actividades e intereses (el deporte, el cine, cocinar, etcétera).

3) Atracción afectiva o emocional. Conocida más como el amor; es el sentimiento de que la otra persona nos importa.
4) Comunicación. Que es más que sólo hablar por hablar: implica comunicar sentimientos y pensamientos; poder pedir lo que necesitamos de manera respetuosa. En la comunicación, que también es corporal (gestos, miradas, etc.), hay una persona que transmite un mensaje y otra que lo recibe o capta y responde a él. Muchos problemas de comunicación en la pareja se dan porque lo que uno de los dos comunica es mal entendido por el otro (algo así como un "teléfono descompuesto") o porque el mensaje no es suficientemente claro o es ambiguo (hay quien dice "ya no me quieres", cuando en realidad desea pedirle al otro que pasen más tiempo juntos porque se siente abandonado). Muchas parejas que no tienen buena comunicación esperan que el otro adivine lo que necesitan o desean sólo porque se aman. Esto provoca que en algún momento se decepcionen o se molesten porque el otro no cumple sus deseos. Al comunicarnos con otra persona, es importante no responsabilizarla de nuestros sentimientos. Por ejemplo, no es válido decir "Tú me haces enojar" cuando en realidad el enojo es sólo responsabilidad de quien lo siente.
5) Empatía. Significa ponerse en el lugar del otro o, como se dice, "en sus zapatos". Esto implica esforzarnos por entender lo que la otra persona siente o necesita. A veces, en medio de un desacuerdo, resulta difícil detenernos a pensar por qué el otro nos está comunicando algo o por qué ha actuado de determinada manera. Cuando conocemos los motivos, podemos no estar de acuerdo con la otra persona o pensar que nunca haríamos lo mismo, pero el entendimiento de sus acciones nos da una perspectiva diferente de las cosas; además, cuando también somos entendidos, nos sentimos más valorados.
6) Respeto. Que implica reconocer que la otra persona es diferente y tiene derecho a pensar y actuar a su propio modo. Una pareja no son dos personas que se convierten en una ni una especie de hermanos gemelos que deben parecerse en todo. Cuando respetamos a una persona, la aceptamos como es y como quiere ser; nunca la manipulamos para que haga o diga lo que nosotros queremos. Es importante darnos cuenta de que, como individuos distintos, podemos tener diferentes aspiraciones, opiniones y deseos; por lo tanto, cualquiera de los dos puede negarse a algún deseo del otro.
7) Actualización. Se trata de hablar, de vez en cuando, de cómo nos sentimos en la relación de pareja (de cómo me siento contigo y conmigo) y de las cosas que podríamos hacer para sentirnos mejor y se-

guir creciendo juntos. A veces, cuando iniciamos una relación de pareja, tenemos ciertas expectativas o establecemos acuerdos que pueden modificarse con el tiempo. Hablar de estos cambios, de nuestros sentimientos y de nuestras metas es "trabajar" para que la relación se fortalezca y siga creciendo conforme crecemos nosotros.

En los cuentos de hadas, después de superar obstáculos tremendos, el héroe y la heroína, o el príncipe y la princesa, se casan y viven "felices para siempre". Parecerá absurdo, pero es parte de la naturaleza humana tender a pensar que, una vez lograda determinada meta, todo va a ser color de rosa. Muchas parejas piensan que cuando se unen no debe haber problemas, nada debe cambiar y todo debe ser pasión eterna. Sin embargo, en una relación en la que conviven dos personas, seguramente habrá desacuerdos y dificultades que pueden fortalecer a la pareja si se saben superar.

PREGUNTAS

¿Cómo se puede saber si una pareja te conviene o no?

No hay una forma sencilla o inmediata de saberlo; es necesario valorar muchas cosas, entre ellas cómo te sientes con esa persona, cómo se relacionan (o tratan mutuamente), cómo se comunican, etc. Además, es importante considerar que el respeto, la confianza, la comunicación y el cariño, tanto como la atracción física e intelectual, están presentes en las relaciones más funcionales. Es importante que tú decidas si alguien te conviene como pareja basándote en lo que tú quieres, en tus necesidades y valores.

¿Por qué es tan difícil terminar una relación cuando hubo contacto sexual?

Una relación sexual, sobre todo cuando se ama a la persona y se desea estar con ella, puede ser una experiencia muy especial, de mucha cercanía e intimidad. También para algunos puede ser una experiencia agradable, pero nada más. Cuando sientes algo por una persona, la relación sexual a menudo intensifica este sentimiento; si después la relación termina, el dolor que esto conlleva no desaparece de la noche a la mañana; se requiere tiempo y paciencia para aliviar el sentimiento de pérdida.

¿Qué tanto puede beneficiar o perjudicar relacionarse con una persona de mayor edad y experiencia?

Eso depende del tipo de relación que se establezca, de las metas, los compromisos y las expectativas que se tengan. Más que la diferencia de edad, importan otras cosas, como el grado de comprensión y de confianza que exista, y cómo se sienten el uno con el otro.

¿Cómo puedo hacer para olvidar a una chava a la que quiero demasiado pero con la que no puedo andar porque tiene novio?

No existen recetas para olvidar o evitar el dolor cuando nos enamoramos de alguien que por diversas circunstancias no nos corresponde. Sin embargo, algo que nos puede ayudar a que el malestar sea menor es empezar por aceptar que la otra persona no podrá corresponder a nuestro amor y no forzar una situación que podría ser más dolorosa.

Evitar pensar constantemente en esa persona no ayuda, pero es buena idea tratar de distraerse realizando diversas actividades. Aunque es doloroso un proceso como éste, lo importante es tomarlo como experiencia y pensar que nos da la oportunidad de conocernos y revalorarnos más, además de ayudarnos a ir descubriendo qué queremos en una relación de pareja.

¿Las diferencias sociales afectan la relación entre los novios?

Aunque para algunas personas pueden ser una razón de peso para no establecer una relación de pareja, las diferencias sociales, religiosas o educativas no necesariamente tienen que ser un obstáculo. De cualquier manera, establecer una relación con quien tenemos estas diferencias es una decisión individual que requiere considerar las ventajas y desventajas que implicaría en lo personal.

¿Cómo sabemos cuando estamos enamorados?

Cada quien vive el enamoramiento de manera distinta. Sin embargo, los estudiosos del tema han encontrado ciertas similitudes en las personas que están pasando por esta etapa. Por ejemplo, al enamorarse muchos viven una especie de euforia o de gran alegría; todo lo que pasa alrededor (incluso lo negativo) es menos importante en comparación con lo que están sintiendo. No pueden, aunque se lo propongan, apartar sus pensamientos de quien aman; cuando están trabajando o estudiando, se distraen fácilmente o no pueden concentrarse. Quien está enamorado ve a la otra persona como muy especial y casi perfecta; hay una tendencia a minimizar cualquier defecto en el otro y a engrandecer sus características positivas. Es una etapa de mucha intensidad, que incluso se refleja en lo físico (se puede experimentar nerviosismo y sudar o tartamudear, hay suspiros y hasta pérdida del apetito). Una de las características más importantes de esta etapa es la intensa búsqueda de la reciprocidad, esto es, la búsqueda de pruebas de que se es correspondido. Como en muchas ocasiones existe temor al rechazo, cualquier sugerencia que pueda incrementar las posibilidades de atraer al otro es aceptada. Ante todo, prevalece el deseo de "cristalizar" el enamoramiento, en otras palabras, el deseo de iniciar una relación o un acercamiento más profundo con esa persona especial.

¿Son necesarias las relaciones sexuales en un noviazgo para demostrar algo en serio?

No. Las relaciones sexuales no son obligatorias ni en el noviazgo ni en el matrimonio; la seriedad de la relación no puede estar fundamentada en éstas, sino en el significado que para la pareja tenga su relación.

¿En qué momento se puede hablar de un noviazgo que funciona?

Se puede decir que un noviazgo funciona cuando ambas partes se sienten bien consigo mismas y con el otro, permitiendo el mutuo conocimiento, respetándose, queriéndose y manteniendo la comunicación y el interés por seguir creciendo como pareja y como individuos. Además, es importante que compartan experiencias y pensamientos que ayuden a la construcción y realización de proyectos comunes.

¿Qué es el amor?

Es difícil definir el amor, y muchos poetas, románticos y especialistas han escrito sobre él. Sin embargo, algo en lo que coinciden es en que a la persona que ama le importa realmente el bienestar de la persona amada; amar es poder decirle al otro "Tú a mí me importas".

Mi mamá no quiere al chico que me gusta. ¿Qué hago?

Tú tienes la capacidad para valorar a un chico, y también para saber si te conviene o no relacionarte con él. Trata de descubrir (verdaderamente) sus cualidades y defectos, pero toma en cuenta que cuando estamos enamorados vemos a la persona que nos interesa como nosotros quisiéramos que fuera, no como realmente es. Los demás pueden estar viendo a esa persona como es en realidad; por eso, es recomendable que no eches en saco roto lo que te dicen (tu mamá, tus amigos, etc.) de él, y, sobre todo, hazles saber que agradeces su interés. De ser necesario, también tendrás que hacerles saber que deseas tomar tus propias decisiones. Después de todo, muchas personas que están cerca de ti te conocen y sólo desean que estés bien.

¿Cómo puedes saber si le gustas a una persona?

La mejor manera de saberlo es, desde luego, preguntando. Si no te animas, puedes también observar a la persona, pues hay infinidad de formas en las cuales te puede hacer saber que le gustas. Generalmente, cuando alguien se siente atraído por ti, busca tu compañía (aunque hay quienes se alejan por timidez). Algunas personas pueden hacer cosas que nos parezcan contradictorias o que hasta nos hagan pensar que no les agradamos (como molestarnos). En fin, es dificilísimo predecir exactamente cómo actuará alguien en una situación así; no hay reglas precisas, es más bien cosa de irlo descubriendo.

¿Por qué baja la autoestima cuando terminas una relación?

La autoestima tiene que ver con la percepción que tenemos de nosotros mismos y con qué tan capaces creemos que somos de enfrentar los retos que la vida nos presenta.

Si uno se aventura en una relación de pareja que sale mal (no logramos lo que queríamos o la relación termina), experimentamos una sensación de fracaso, de que algo hicimos mal y no fuimos capaces; por tanto, nuestra autoestima baja. Esta percepción generalmente es momentánea y no significa que nos sentiremos así siempre o que no podremos hacer algo para considerarnos capaces nuevamente.

No sé qué hacer si mi novio me propone tener relaciones

Primero debes tener claro qué es lo que tú quieres hacer y por qué. Definido esto, podrás tomar la decisión que más te convenga, de acuerdo con lo que para ti es más importante y valioso.

Tu novio puede proponerte que tengan relaciones, pero tendrá que reconocer también tu derecho a tomar tus propias decisiones, incluso si no coinciden con lo que él quiere o piensa.

Me gustaría llegar virgen al matrimonio, pero mi novio me presiona para que tengamos relaciones. ¿Qué puedo hacer?

Una persona que te quiere también te aceptará como eres física, moral y espiritualmente. Es posible que no estén de acuerdo en algunas decisiones u opiniones y lo más adecuado sería que ambos hablaran de sus ideas y sentimientos, sin presionar al otro para que acceda a hacer cosas o a tomar decisiones que posteriormente provoquen malestar a alguno de los dos. Recuerda que una base importante en toda relación es el respeto; si éste no existe en la pareja, es posible que uno de los dos o ambos se sientan insatisfechos o devaluados, y esto podrá ser todo, menos una relación amorosa.

Demostrar amor no significa tener relaciones sexuales.

¿Es bueno o malo "llegarle" a un muchacho?

Acercarse a un chavo o chava que nos interesa no es malo. Tradicionalmente, se espera que sea el hombre quien "le llegue" a la mujer, que la mujer espere y hasta que no demuestre interés. Sin embargo, esto está cambiando mucho. Hoy día, las mujeres que desean tomar la iniciativa no sólo lo pueden hacer sino que lo deben hacer.

¿Los celos significan amor?

No. Comúnmente se ha dicho que los celos son una demostración de amor. Sin embargo, son un reflejo de mucha inseguridad por parte de quien los sufre o un afán de ejercer poder sobre la pareja. Es natural sentir celos, pero no podemos culpar a otra persona por eso; los celos son responsabilidad de quien los siente. Desde luego, la violencia está fuera de lugar, no sólo la física. Hay muchas historias de parejas en las que uno de los dos deja de hacer cosas (ponerse cierta ropa, salir con ciertas personas, etc.) por evitar los celos del otro o porque el otro así lo exige. Ésta, definitivamente, no es la solución. Si no se detienen a tiempo, los celos se van incrementando, convirtiendo la relación en un infierno y a la persona celada en una especie de prisionero del otro.

Voy en segundo de secundaria y me gusta una niña, pero pienso que yo no le atraigo; a veces he querido "llegarle", pero me da miedo. ¿Qué puedo hacer?

Algunas veces la actitud de la persona que nos gusta nos da la pauta para saber si somos o no correspondidos, pero siempre existe la duda. Para tener más certeza puedes darle muestras de tu intención (acercándote a platicar con ella, por ejemplo) y ver cómo reacciona. Antes de "llegarle", asegúrate de que también ella demuestra algún interés.

¿Cómo se puede evitar que una persona se enamore de uno cuando nada más quieres una amistad?

No puedes evitar que alguien se enamore de ti, sin embargo, sí puedes explicarle de forma clara, directa y respetuosa cuáles son tus sentimientos, y hacerle saber que únicamente deseas su amistad. A veces, cuando la persona insiste y nos hace sentir acosados, se puede considerar el poner límites mayores, como el distanciamiento físico. Pero no debes perder de vista que en buena medida es responsabilidad de la otra persona entenderlo.

¿Cómo puedo darle un beso a mi novia?

Hay muchas maneras de acercarse a alguien para darle un beso. Puedes empezar por crear la atmósfera adecuada, es decir, busca un momento en el que creas que ambos se sentirán a gusto y relajados. Puedes decirle cuánto la quieres y que ella es especial para ti. Se vale decir que quieres darle un beso o sólo acercarte y dárselo. Si ella también desea besarte, dejará que te acerques. En cuanto al beso en sí, no vale la pena desvivirte por impresionarla con el mejor beso del mundo, sólo trata de expresarle lo que sientes a través de él y disfruta el momento.

Llevo cuatro meses con mi novia y no hemos tenido relaciones sexuales. ¿Tiene algo de malo?

No, cada pareja decide cuándo iniciar su vida sexual o incluso si no quiere iniciarla. Las relaciones sexuales no son una obligación; hay parejas que, de mutuo acuerdo, duran mucho tiempo sin tenerlas y no por eso son menos felices.

Llevo dos meses con mi novia y ella quiere tener relaciones sexuales y yo no. ¿Qué hago?

Para iniciar la vida sexual con una pareja, es importante que ambas partes estén de acuerdo. Si tú no quieres tener relaciones sexuales y tu novia sí, necesitan hablar, escuchar y entender al otro y buscar una solución que deje a ambos contentos. Dialogar para resolver este tipo de conflictos no es sencillo, pero es mucho mejor que ceder ante una situación tan delicada como ésta o hacer algo que realmente no quieres sólo por evitar un conflicto.

CAPÍTULO 3

LA VIOLENCIA EN LA PAREJA

La forma en la que hombres y mujeres hemos sido educados nos hace ver y vivir las relaciones de pareja de distintas maneras. Tradicionalmente, por ejemplo, a los hombres se les impulsa a lograr la independencia económica y a vivir su sexualidad de manera más libre (un hombre que tiene muchas relaciones es visto socialmente como experimentado). Por el contrario, en las mujeres se fomenta la dependencia y no es bien visto que tengan muchas parejas o una vida sexual activa (una mujer que tiene muchas relaciones es marginada o discriminada).

Esta desigualdad en el trato hacia hombres y mujeres tiene como resultado relaciones inequitativas. La inequidad se da por diferencias de poder entre las personas. Aun sin saberlo, cada persona tiene un nivel de poder en función del contexto en el que se desarrolla.

El poder se entiende como la capacidad que tiene alguien de lograr algo de sí mismo y también de otras personas, tanto por autoridad como por influencia emocional, afectiva o espiritual, y es un elemento importante que desencadena la violencia en las relaciones interpersonales.

Generalmente, la familia y otras instituciones sociales dan más poder y privilegios al hombre que a la mujer, por lo que existe el riesgo de que se abuse de ese poder. De hecho, se ha definido la violencia como un abuso de poder dirigido a controlar o dominar a otras personas con menor poder.

La violencia es un problema muy serio en nuestra sociedad; muchas mujeres viven relaciones de abuso y temen denunciarlo o ponerle fin. Otras no saben que viven situaciones de violencia porque no reciben agresiones físicas, que es sin duda la forma más conocida de la violencia, aunque no la única ni la más común. A continuación presentamos un resumen de los distintos tipos de manifestaciones de violencia:

Violencia física: golpes, patadas, mordidas, pellizcos, jalones de pelo y ropa, aventar cosas o sustancias dañinas, asfixiar, perseguir, etcétera.

Violencia psicológica: insultos, descalificaciones, comentarios irónicos, críticas destructivas, humillaciones, burlas, gritos, apodos ofensivos, control de la otra persona (decidir a quién puede tratar, cómo debe vestir, a dónde puede ir), chantaje a través de los celos, etc. También se consideran violencia psicológica todas las amenazas, incluso las de suicidio.

Violencia económica: se da cuando una persona tiene el control del dinero (o lo toma sin ser suyo) y lo reparte injustamente o lo niega cuando es necesario. Son también comunes los chantajes a cambio de obtener o de dar dinero.

Violencia sexual: incluye el obligar a alguien a tener relaciones sexuales o a hacer algo que no desea, el agredir (insultar, vengarse, golpear, etc.) si no accede a hacer algo, burlarse o ignorar sus deseos y necesidades en materia de sexualidad.

La violencia en las relaciones de pareja puede comenzar en cualquier momento; hay quienes son violentos desde la primera cita y en forma muy evidente, y hay quienes poco a poco van siendo cada vez más violentos o lo son de maneras muy sutiles (y entonces sólo nos podemos dar cuenta tiempo después). Muchas relaciones de violencia entre personas casadas comenzaron en el noviazgo, pero al no identificar las señales de alerta se fueron acostumbrando a este modo de vida. Para algunas mujeres, incluso, la violencia es la única forma de contacto con su pareja y pueden malinterpretarla como amor. Otras tantas quisieran cambiar esta relación violenta pero se encuentran atrapadas en un círculo vicioso, en un ciclo muy complejo del cual se han identificado fases importantes.

El ciclo puede iniciar con una pareja que se siente bien y en la cual no hay signos de agresión. A medida que surgen problemas o dificultades de la vida diaria (desde un mal día hasta un problema significativo), la tensión se va acumulando y comienzan a producirse discusiones cada vez más violentas. En una pareja "sana" los desacuerdos son comunes, pero se resuelven de manera equitativa y sin violencia; sin embargo, en las relaciones de abuso, la necesidad de control y poder de una de las dos partes termina transformando esta carencia en violencia. En esta etapa de tensión, la persona de la que se abusa busca evitar los disgustos del otro, pero tarde o temprano la agresión se hace presente.

A partir de que surge la tensión, en cualquier momento ésta pasa a ser una explosión de violencia en todas o varias de sus formas y es muy dañina para la persona de la que se abusa. El abusador, en esta etapa, puede tratar de culpar de la agresión al alcohol o a la otra persona (diciendo cosas como "si no me hubiera hecho enojar, nada habría pasado"). Sin embargo, no hay que perder de vista que una persona puede sentirse muy enojada y manifestar su enojo verbalmente, pero eso no le da derecho a insultar o agredir. Quien es agresivo, más que perder el control, busca controlar a la otra persona a través de la agresión.

Después de este episodio, el agresor puede sentir una liberación de la tensión, y entonces comienza la etapa conocida como *luna de miel* o etapa amorosa y de arrepentimiento. En esta etapa son comunes las promesas de cambio. La persona abusadora puede admitir que hizo mal y que debe cambiar, volviéndose romántica y considerada. El agresor puede minimizar su culpabilidad o, por el contrario, declararse culpable y decir que su comportamiento fue terrible y que no merece ser perdonado. Ante esto, la persona agredida puede sentirse culpable o conmovida por las promesas de cambio y darle al agresor otra oportunidad.

La persona violentada querrá creer que las cosas pueden cambiar, pues quiere que termine la violencia, no la relación. Esta etapa es peligrosa, pues "engancha" a la persona agredida a la relación y hace que el ciclo se repita indefinidamente.

La etapa de luna de miel y arrepentimiento termina en algún momento y vuelve poco a poco la tensión que se transformará en violencia.

Si el ciclo no se detiene, si no termina la relación o se busca ayuda profesional, las cosas sólo empeoran y la agresión se incrementa. Gradualmente, la etapa de romanticismo va desapareciendo y ya no hay siquiera promesas de cambio o arrepentimiento; en esta etapa, la persona agredida está en gran peligro.

Terminar una relación violenta, hablar de nuestra situación con alguien que pueda orientarnos o buscar intervención de un especialista no es fácil; se necesita mucho valor para aceptar que la relación con una persona que amamos nos está haciendo daño. Sin embargo, amar no significa sufrir, y las relaciones de pareja no implican dañar al otro, por lo que es importante poner fin a una relación que se basa en el abuso y la violencia.

PREGUNTAS

¿Puede ser amor que una pareja se golpee a veces porque está presionada en todos los aspectos?

Una relación debe estar basada en el respeto y en el amor, no en la presión y en el daño físico. Comúnmente se dicen cosas como que en el amor "todo se vale" o que alguien "explotó" por estar muy enojado, lo cual puede hacer que les demos menos importancia a los asuntos de violencia en la relación de pareja. De hecho, casi siempre se habla de la violencia física (golpes, empujones, patadas, etc.), y muy poco de la violencia psicológica (insultos, burlas, discriminación, comentarios que nos hacen menos o nos lastiman, etc.) y la violencia sexual (obligarnos a hacer cosas que no queremos, por ejemplo), que son iguales o más dañinas. La violencia aleja el amor, el respeto y la confianza, entre otras muchas cosas. Hay que recordar que sí se vale enojarse, pero no ser agresivo, y cuando alguien lo es y pide disculpas por eso, tiene caso perdonarlo siempre y cuando cambie su actitud. Muchas mujeres y hombres se encuentran atrapados en relaciones violentas porque viven de promesas de cambio que nunca se cumplen o de cambios aparentes que sólo duran poco tiempo. Salir de una relación así no es fácil, requiere valentía e, idealmente, ayuda profesional como la de un psicólogo.

¿Qué pasa cuando en una relación se fuerza a la mujer a tener relaciones sexuales?

Cuando se obliga a alguien a tener relaciones sexuales por la fuerza o atemorizándolo para que acceda, estamos hablando de una violación, puesto que no existe un acuerdo entre quienes participan. Las consecuencias psicológicas para la persona que fue violada pueden ser muy diversas; en general, se sabe que se experimenta coraje, tristeza, depresión, angustia, sentimiento de culpa, temor, etc. Sin embargo, todo esto se puede superar con la ayuda de un especialista, no importa si la violación ocurrió hace varios años o recientemente. Ninguna persona tiene derecho a obligar a otra a tener relaciones sexuales, aun cuando esta última cambie de opinión y diga "no" después de haber accedido inicialmente.

¿Qué debo hacer si sufro acoso sexual?

Si alguien está molestándote, haciendo insinuaciones que te ofenden, o tocando partes de tu cuerpo sin tu autorización (aunque diga que es un juego), lo más apropiado es llevar este asunto con alguna autoridad. Esta autoridad pueden ser tus papás o puede tratarse de un maestro, todo depende de a quién te quieras acercar o a quién le tengas más confianza. Ellos pueden lograr que esta situación se detenga y, de ser necesario, que se castigue o se aleje de ti a quien te acosa. No permitas que nadie te amenace y, sobre todo, no permitas que esta situación continúe; el acoso sexual es un delito muy serio.

¿Es normal utilizar la fuerza en una relación sexual?

Hay personas para quienes resulta excitante el uso de juegos eróticos como amarrar las manos, vendar los ojos, morder o arañar. Este tipo de prácticas deben darse de mutuo acuerdo y, cuando suceden, las personas involucradas deben controlarlas para no lastimar al otro. Estos juegos dejan de ser excitantes cuando alguna de las dos partes no se siente a gusto con ellos, no los disfruta o se le obliga a llevarlos a cabo.

Si fui víctima de una violación, ¿esto afecta mi sexualidad?

Una violación es un suceso traumático que indudablemente afecta a la persona que lo ha vivido; sin embargo, es imposible saber cómo afecta o afectará exactamente a cada quien; la sexualidad, desde luego, es un área que puede resultar gravemente dañada. Es importantísimo que busques ayuda psicológica individual o grupal, que te servirá para resolver el acontecimiento y sentirte mucho más tranquila, independientemente de cuándo haya ocurrido.

Capítulo 4

ANTICONCEPTIVOS

A lo largo de nuestra vida podemos disfrutar de nuestro cuerpo y nuestra sexualidad, pero la fertilidad, que es la capacidad para tener hijos o hijas, es posible sólo en un periodo que va de los once a los cincuenta años de edad, aproximadamente. Los métodos anticonceptivos permiten decidir cuántos hijos se quieren tener y cuándo, porque son procedimientos que sirven para evitar un embarazo, para decidir el tiempo de espera entre un embarazo y otro, y también para cuidar la salud de la mujer.

Existen distintos métodos anticonceptivos para la mujer; algunos son temporales (evitan el embarazo cuando se usan pero no si se dejan de usar) y otros permanentes (ya no permiten tener hijos).

No existe un método adecuado para todas las mujeres, pues cada una tiene necesidades distintas (unas tienen relaciones sexuales muy seguido y otras no, por ejemplo), pero lo recomendable es acudir con un especialista que determine cuál es el que más conviene.

Los métodos anticonceptivos temporales se clasifican en tres grupos: de barrera, hormonales y naturales. Los anticonceptivos de barrera incluyen el condón femenino y el masculino, el dispositivo intrauterino (DIU) y los óvulos. Los métodos hormonales implican el uso de pastillas, inyecciones, implantes o pastillas anticonceptivas de emergencia. Finalmente, los métodos naturales se conocen como ritmo, coito interrumpido y método Billings.

Cada método anticonceptivo tiene sus ventajas y desventajas; en la tabla que aparece a continuación se mencionan algunas de ellas:

TABLA 1. Anticonceptivos

Método	Descripción	Ventajas	Desventajas
Condón masculino y femenino*	El condón masculino es una funda de látex (también hay de poliuretano) que se coloca sobre el pene erecto. El condón femenino es una funda de poliuretano con dos aros flexibles que se introduce en la vagina antes de la relación sexual.	Protegen contra el embarazo no deseado y son lo único que protege contra el VIH/sida y otras infecciones de transmisión sexual. Son económicos y fáciles de conseguir. No requieren receta ni se tiene que consultar a un médico para usarlos. Existen muchos colores, sabores, texturas (para obtener más placer) y tamaños. Su uso no tiene efectos secundarios. Los que tienen nonoxynol-9 (espermicida) dan una protección extra contra el embarazo.	Se rompe el ritmo de la relación sexual cuando se tiene que poner el condón masculino y cambia un poco la sensación durante la penetración.

*Antes de usar el condón asegúrate de que todavía sirva. Para eso revisa la fecha de caducidad (CAD o EXP) y, si no la tiene, la de fabricación (MFG); el condón sirve hasta cinco años después de que es fabricado. Revisa también que el empaque no esté roto. Otra forma de saber si el condón sirve consiste en apretar el centro del empaque con los dedos, al hacerlo, se debe sentir una burbuja de aire. No uses el condón si no crees que sirva, pues corres el riesgo de que se rompa.

Para que no se rompa el condón, no uses dos condones masculinos ni combines un condón masculino y otro femenino; no uses crema o vaselina para lubricarlos, sólo sirven los lubricantes solubles en agua. Cuando compres condones, guárdalos en un lugar fresco y seco, y no los lleves en el pantalón o la cartera.

(Continuación)

Método	Descripción	Ventajas	Desventajas
Dispositivo intrauterino (DIU)	Es un objeto en forma de *T* de plástico y cobre que no permite que los espermatozoides lleguen al óvulo e impide la implantación.	Protege hasta por dos años, se pueden tener relaciones sexuales en cualquier fecha y no molesta al tenerlas.	Puede causar cólicos y cambios en la regla, solamente lo puede poner un médico y requiere revisiones frecuentes al inicio. No protege contra infecciones de transmisión sexual ni el VIH/sida.
Óvulos	Son como tabletas que se introducen en la vagina aproximadamente quince minutos antes de la relación sexual. Forman una capa que mata a los espermatozoides.	No requieren receta médica, se ponen fácilmente y son baratos.	Son poco eficaces, pueden producir irritación en la vagina y vejiga y no protegen contra infecciones de transmisión sexual ni el VIH/sida.
Pastillas	Son píldoras hormonales que se toman diariamente a la misma hora y la acción de casi todas es evitar la ovulación y, por consiguiente, la fecundación del óvulo.	Protegen de forma continua y efectiva, se pueden tener relaciones sexuales cualquier día y a algunas mujeres les ayudan a reducir los cólicos menstruales y a regularizar su menstruación.	Pueden producir cambios indeseables en el cuerpo de la mujer (como dolor de cabeza y aumento de peso) y alteraciones en el ciclo menstrual; deben tomarse a diario, pues un olvido puede provocar que el método falle. Pueden provocar náuseas, mareo y vómito; tienen que

(Continuación)

Método	Descripción	Ventajas	Desventajas
			ser recetadas por un médico y no protegen contra infecciones de transmisión sexual ni el VIH/sida.
Inyecciones	Como las pastillas, contienen hormonas que evitan la ovulación.	Permiten tener relaciones sexuales cualquier día y se pueden suspender en cualquier momento.	Las mismas que las pastillas, excepto que no hay que recordar tomarlas a diario.
Implantes	Son pequeñas cápsulas que se colocan debajo de la piel del brazo de la mujer; contienen hormonas que evitan la ovulación.	Protegen durante cinco años, son eficaces, cómodos y pueden ser retirados cuando la mujer quiera.	No son baratos, pueden traer cambios en el ciclo menstrual, provocar dolor de cabeza y aumento de peso, no se recomienda a mujeres con problemas de corazón, hígado, diabetes, sobrepeso o cáncer y no protegen contra las infecciones de transmisión sexual ni el VIH/sida.
Pastillas anticonceptivas de emergencia. (De dosis alta: Ovral, Eugynon, Nordiol y Neogynon. De	Estas pastillas son como píldoras anticonceptivas tradicionales pero se toman en dosis más altas en pocos	Más que ventajas, su eficacia radica en que evita el embarazo hasta tres días después de haber tenido	Las molestias son parecidas a las que provocan las pastillas anticonceptivas pero, como su nombre lo indica, estas

(Continuación)

Método	Descripción	Ventajas	Desventajas
dosis baja: Microgynon, Nordet, Lo-Femenal.)	días. Se toman dos pastillas de dosis alta o cuatro de dosis baja durante las primeras setenta y dos horas después de la relación y la misma dosis doce horas después de la primera toma.	relaciones sexuales sin protección. Se pueden conseguir en cualquier farmacia.	pastillas se deben usar sólo en caso de emergencia y no como un método regular. No protegen contra las infecciones de transmisión sexual ni el VIH/sida.
Ritmo	Consiste en no tener relaciones durante los días en que la mujer puede quedar embarazada (durante la ovulación). Se cuenta el primer día de la menstruación como el día uno, y no se tienen relaciones del día diez al diecinueve del ciclo aproximadamente.	No gastas dinero.	Es un método poco confiable, pues puede haber alteraciones en el ciclo menstrual y también equivocaciones en la cuenta. No protege contra las infecciones de transmisión sexual ni el VIH/sida.
Coito interrumpido	Consiste en que el hombre saque el pene de la vagina antes de la eyaculación.	No gastas dinero.	Es muy poco confiable porque incluso antes de eyacular el pene libera un líquido que ya contiene espermatozoides, interrumpe el acto sexual y no protege

(Continuación)

Método	Descripción	Ventajas	Desventajas
			contra las infecciones de transmisión sexual ni el VIH/sida.
Billings	Consiste en observar los cambios de consistencia y abundancia del moco cervical para detectar el momento de la ovulación.	No gastas dinero.	Es poco confiable pues se necesita mucha práctica para detectar los días en los que no se pueden tener relaciones sexuales.
Salpingoclasia	Consiste en cortar una pequeña parte de las trompas de Falopio durante una operación para bloquear el paso de los espermatozoides.	Método anticonceptivo permanente que no altera la capacidad de disfrutar.	Es irreversible en la mayoría de los casos y no protege contra las infecciones de transmisión sexual ni el VIH/sida.
Vasectomía	Consiste en el corte de los conductos que se encuentran en los testículos y que llevan los espermatozoides al semen.	Método anticonceptivo permanente que no altera la capacidad de disfrutar ni impide la erección.	Es difícilmente reversible y no protege contra las infecciones de transmisión sexual ni el VIH/sida.

PREGUNTAS

¿Qué métodos anticonceptivos son más confiables y adecuados para los jóvenes?

Cada pareja debe decidir cuáles métodos son los que más le convienen en función de la edad, estado de salud, de estabilidad, etcétera.

Para parejas jóvenes se recomiendan más los métodos de bloqueo (como el condón) y los químicos (como los óvulos, las jaleas, espumas, etc., que contienen espermicidas). De hecho, los hormonales, como las pastillas anticonceptivas, pueden tener efectos negativos en los ciclos de las mujeres que llevan menstruando poco tiempo.

Muchos métodos tienen una confiabilidad elevada, pero gran parte de su eficacia depende de que sean utilizados adecuadamente. Recuerda también que de todos los métodos disponibles, sólo el condón te protege de las infecciones de transmisión sexual.

¿Qué tan baratos y fáciles de obtener son los métodos anticonceptivos?

Los hay de diferentes precios, marcas y presentaciones, y casi todos pueden conseguirse en supermercados o farmacias (indudablemente, los más accesibles son los condones). Si acudes a un centro de salud, puedes conseguirlos gratuitamente.

Acabo de comenzar a tener relaciones sexuales y no quiero quedar embarazada. ¿Cómo se usan los anticonceptivos y los condones?

Existen varios tipos de anticonceptivos. En algunos es necesaria la intervención y el seguimiento de un médico (píldoras, inyecciones, DIU, y los que requieren cirugía como la salpingoclasia y la vasectomía), que determinará cuál es el más conveniente. Otro tipo de anticonceptivos (espermicidas, jaleas, óvulos vaginales, diafragmas, etc.) requieren sólo la voluntad de usarlos y el conocimiento de cómo y cuándo hacerlo. Para usar un condón es necesario lo siguiente:

- Adquirirlo. Lo puedes conseguir en cualquier farmacia o tienda de autoservicio, sin prescripción médica ni receta. También lo puedes tomar del mostrador o anaquel y pagarlo sin tener que pedírselo al encargado de la tienda o farmacia.

- El lugar para guardarlo o transportarlo debe estar libre de objetos que puedan dañarlo, como lápices, plumas, tijeras, etc. Tampoco lo lleves en la cartera o entre los cosméticos. Necesita estar protegido; incluso para abrirlo debes usar únicamente las yemas de los dedos, nunca tijeras, uñas, dientes, etc., ya que podrías perforarlo sin darte cuenta.
- Revisa la fecha de caducidad. Si la fecha que indica el empaque es la de manufactura (fabricación), considera que tiene una vigencia de cinco años como máximo.
- Coloca el condón antes de la relación sexual. Se pone sobre el pene en erección. Es importante evitar que el pene toque la zona vaginal antes de que tenga colocado el condón, ya que todo fluido que brota del pene erecto puede contener espermatozoides.
- Se deja la punta del condón separada del pene un centímetro aproximadamente para que se deposite allí el semen. De lo contrario, el semen le dará tanta lubricación al pene que el condón puede salirse o romperse; también puede escapar semen por la base del condón y tocar la entrada de la vagina durante una penetración muy profunda o durante la manipulación del pene en el juego sexual.
- Se sigue desenrollando el condón hasta la base del pene. Se puede usar espuma o jalea anticonceptiva especial para condones o algún lubricante soluble en agua, para evitar que dañe el látex (nunca vaselina o crema).
- Después de la eyaculación y antes de que desaparezca la erección se debe apretar la base del condón contra el pene al mismo tiempo que el hombre lo retira de la vagina. De esta forma no se resbala el condón ni se derrama semen en la vagina.
- Se tira el condón a la basura.

¿Cuál es el método anticonceptivo del ritmo?

Es uno de los métodos llamados naturales y se fundamenta en el ciclo menstrual de la mujer. Consiste en identificar los días en los que la mujer ovula o libera un óvulo —que dependen de la regularidad y duración de este ciclo—, y en no tener relaciones sexuales durante este periodo de cinco o seis días.

Sin embargo, aun en las mujeres más regulares, existe siempre el riesgo de que la ovulación ocurra en fechas diferentes de las esperadas y ello dé al traste con todos los cuidados. Por eso se considera que este método no es de los más efectivos.

¿Cuántos condones diferentes existen?

El condón es una funda de látex muy delgada que el hombre se coloca cubriendo el pene durante la relación sexual y que impide que el semen penetre en la vagina. Existen lubricados y no lubricados, de diferentes grosores, formas, texturas y colores. Algunos cuentan con espermicida (nonoxynol-9). Hay tiendas especializadas en condones, donde te pueden mostrar distintos tipos para que elijas el que más te guste.

¿Cómo se usan las pastillas anticonceptivas?

Estas pastillas se venden en paquetes de veintiuna y veintiocho píldoras. Existen diferentes marcas y cada una tiene una concentración hormonal distinta.

La mujer empieza a tomarlas al quinto día de su menstruación, contando el primer día de sangrado como día uno; toma una diaria durante veintiún días (si el paquete es de veintiún píldoras) y deja de tomarlas siete días. Si el paquete es de veintiocho, toma las siete píldoras extra, éstas generalmente contienen compuestos inertes y sólo sirven para no perder la cuenta. Las píldoras adicionales pueden tener un color o forma diferente. Al terminar los veintiocho días se empieza otro paquete u otro ciclo de veintiún pastillas. En el lapso en que no se toman las pastillas o en el que se toman las siete adicionales, debe aparecer la menstruación. Aun cuando no aparezca la menstruación debe continuarse tomando el siguiente ciclo de pastillas. Si la mujer desea evitar el embarazo, es necesario continuar esta rutina mes tras mes.

¿Puedes quedar embarazada con el coito interrumpido?

Por supuesto que sí. El pene en erección libera gotas de semen que contienen suficientes espermatozoides para que se logre un embarazo. Este método anticonceptivo no es recomendable, pues hay una alta probabilidad de que falle.

¿Cuándo es más probable que una mujer quede embarazada en función de su ciclo menstrual?

Cada mujer debe conocer la duración de su periodo menstrual, contando desde el primer día de sangrado hasta el día previo al siguiente sangrado. Conociendo este dato y considerando que sean periodos regulares, se estima que más o menos a la mitad del periodo se presenta la ovulación. Si el periodo dura veintiocho días, la ovulación ocurrirá cerca del día catorce; si dura veinticuatro días, la ovulación será en el día doce (recuerda, son los días doce o catorce contando desde el inicio del sangrado menstrual). Los días con mayor probabilidad de fecundación y, por lo tanto, de embarazo, son los días más cercanos al día de la ovulación, aproximadamente del día diez al diecinueve del ciclo menstrual.

¿En dónde puedo conseguir pastillas anticonceptivas?

En farmacias o centros de salud, pero toma en cuenta que es importante consultar a un ginecólogo para que te recomiende el tipo de pastilla que mejor funcione para tu organismo, pues no todas son iguales.

¿Se siente lo mismo si se usa condón?

En cuanto a las sensaciones físicas locales en el pene, muchos hombres opinan que el látex del condón, pese a ser tan delgado, disminuye la sensación placentera. Otros no tienen problema alguno en usarlo porque disfrutan su contacto sexual desde el primer momento y no se centran solamente en las sensaciones del pene.

¿Cómo llega una mujer al orgasmo?

El orgasmo, sea en un hombre o en una mujer, se obtiene a través de la estimulación sexual. Esta estimulación nos excita y produce cambios físicos en nuestro cuerpo, la lubricación (en la mujer) y la erección del pene (en el hombre), entre otros. La estimulación puede ser externa o interna; la externa consiste en tocamientos, besos, etc., y la interna en fantasías, recuerdos, etc. Al contrario de lo que se piensa comúnmente, la estimulación del pene dentro de la vagina casi nunca es suficiente para que una mujer tenga un orgasmo; de hecho, hay más terminaciones nerviosas en el tercio externo (la entrada) de la vagina y en el clítoris; es en esta zona donde se percibe mayor placer, por lo tanto, debe ser la que más se estimule (esto puede hacerse también con la mano o con la lengua). Para que una mujer logre un orgasmo, es necesario que la excitación llegue a su punto máximo, es decir, que la estimulación que la está provocando continúe. Esto la llevará, en algún momento, a experimentar el orgasmo. Hay mujeres a las que les toma más tiempo, por lo que es importante que su pareja tenga paciencia para ir descubriendo o aprendiendo cómo y dónde le gusta a ella ser tocada.

¿Cómo utilizo las píldoras de emergencia?

Las píldoras de emergencia son, como su nombre lo dice, para una emergencia, que se presenta cuando hemos tenido una relación sexual sin protección y se corre el riesgo de tener un embarazo no deseado. La dosis o número de pastillas que se deben tomar varía con la marca y el tipo de dosis: baja o alta. Se toman dos pastillas de dosis alta (como Ovral, Eugynon, Nordiol y Neogynon) o cuatro de dosis baja (como Microgynon, Nordet y Lo-Femenal) durante las primeras setenta y dos horas después de la relación y la misma dosis doce horas después de la primera toma. Estas pastillas no están diseñadas para ser un anticonceptivo de uso frecuente, para eso debes buscar otro método. Recuerda que, además de prevenir embarazos, es necesario protegernos contra las infecciones de transmisión sexual.

¿Cómo actúan las pastillas de emergencia?

Las pastillas de emergencia son píldoras anticonceptivas, como las que algunas mujeres toman a diario y contienen distintas combinaciones de hormonas, pero se toman en dosis concentradas y por corto tiempo. Estas pastillas aumentan súbitamente el nivel de hormonas en la mujer; cuando éste baja de nuevo, se produce la menstruación y, con ello, se evita un posible embarazo. Sin embargo, si una mujer ya está embarazada, las pastillas no interrumpen el embarazo.

¿El condón puede molestarle al hombre cuando tiene relaciones?

Sí, y es muy importante localizar el origen de la molestia. Puede ser que esté usando un condón muy pequeño o con alguna sustancia a la que la persona sea alérgica, incluido el látex, que es de lo que están hechos la mayoría de los preservativos. Afortunadamente, hay muchos tipos de condones en el mercado, de muchas texturas (más delgados para mayor sensibilidad), tamaños, materiales y presentaciones, para todos los gustos y necesidades.

¿Qué es el dispositivo?

El dispositivo es un pequeño objeto en forma de *T* o en forma de espiral, con cobre alrededor, que se coloca en el cuello del útero. Éste sirve para que no se dé la implantación (en la matriz) de un óvulo que haya sido fecundado, es decir, para evitar el embarazo. Solamente lo coloca un médico.

¿En una relación sexual se puede utilizar doble condón?

Usar dos condones no significa mayor protección, de hecho, puede ser todo lo contrario, pues con la fricción que ejerce un condón contra el otro durante el coito, los dos condones podrían romperse y no servir de nada.

¿Una mujer puede quedar embarazada si hubo penetración pero la eyaculación ocurrió fuera de la vagina?

Se sabe que existen posibilidades (aunque no muy altas) de embarazo cuando se eyacula fuera del conducto vaginal y el semen tiene contacto con la entrada de la vagina. La movilidad propia de los espermatozoides les puede permitir, a pesar de la distancia relativa, alcanzar el óvulo, fecundarlo y dar inicio al embarazo.

CAPÍTULO 5

INFECCIONES DE TRANSMISIÓN SEXUAL

Las infecciones de transmisión sexual (ITS), conocidas antaño como enfermedades venéreas, se transmiten principalmente por el contacto sexual a través de los líquidos corporales, como el semen, la secreción vaginal, el líquido preeyaculatorio (que aparece antes de la expulsión del semen), sangre y saliva. Con una sola relación sexual (vaginal, anal u oral) podemos contraer una ITS, pero la mayoría de las veces no nos enteramos de que la hemos contraído sino hasta mucho tiempo después. Muchas de estas infecciones no muestran signos visibles o no presentan síntomas todo el tiempo, por lo que a simple vista no podemos saber quién tiene una infección. De hecho, una persona con una infección grave puede verse sana y sentirse muy bien, pero eso no significa que no pueda transmitirla.

Las ITS pueden ser muy serias o fatales si no se tratan a tiempo. A continuación se describen algunas de las más importantes:

VAGINOSIS BACTERIANA

La vaginosis bacteriana es el tipo más común de infección vaginal y ocurre cuando se produce un cambio en el equilibrio de los diferentes tipos de bacterias en la vagina. Aún no se determina exactamente cómo se desarrolla, pero se ha visto que es más común en mujeres con varias parejas y que no tienen relaciones sexuales protegidas o que tienen relaciones sexuales con una pareja nueva; también se desarrolla por mala higiene y por el uso de duchas vaginales. La mayoría de las mujeres tendrán este tipo de infección en algún momento de su etapa reproductiva. Cuando hay síntomas, por lo general se manifiestan como un tipo de vaginitis, que es una irritación de la vagina relacionada comúnmente con el flujo vaginal.

Síntomas comunes:

- olor vaginal fuerte y desagradable (el olor puede empeorar antes de menstruar o después de tener relaciones sexuales sin protección);
- flujo vaginal blanco o gris;
- picor o ardor en la vagina, y
- enrojecimiento o hinchazón de la vulva.

Sin embargo, a veces las mujeres no tienen ningún síntoma.

Para diagnosticarla: El médico usa un hisopo para tomar una muestra de la secreción vaginal y mide su acidez con papel pH. Si la vagina está menos ácida de lo que debiera (pH de más de 4.5), se puede sospechar que existe una vaginosis bacteriana. Si al examinar la muestra al microscopio no están presentes las bacterias normales *(lactobacillus)* o muchas células del revestimiento vaginal están cubiertas con bacterias de la vaginosis, entonces hay vaginosis bacteriana.

Tratamiento: Cremas antimicrobianas para poner en la vagina (por dentro) o medicamentos orales.

Protección: Los condones pueden reducir el riesgo de contraer vaginosis bacteriana.

CLAMIDIA

La clamidia es una bacteria que se transmite sexualmente. Es una infección muy común; sin embargo, hay muchas personas con clamidia que no saben que están infectadas porque nunca han tenido o notado los síntomas. Una de las consecuencias graves es que puede causar esterilidad en hombres y mujeres. También puede infectar el ano y los ojos (al tocarse con una mano o con otra parte del cuerpo humedecida con secreciones infectadas).

Al parecer, la clamidia es muy común entre:

- las personas que no usan condón;
- las personas que han tenido otras ITS, y

- las personas menores de veinticinco años de edad.

La clamidia también puede causar artritis reactiva, especialmente en hombres jóvenes. No se transmite besándose o compartiendo ropa, o a través de asientos de inodoro, sábanas, picaportes, piscinas, bañeras de hidromasaje o cubiertos.

Síntomas comunes: Por lo general, setenta por ciento de las mujeres con clamidia no tienen ningún síntoma. Cuando sí se tienen síntomas, normalmente aparecen de una a tres semanas después de haberse infectado.

- flujo del pene o la vagina, anormal en cantidad, olor y color (que en este caso puede ser amarillo o verdoso);
- sensación de dolor o ardor al orinar; urinación excesiva;
- sangrado entre periodos menstruales;
- sangrado vaginal después de tener relaciones sexuales;
- dolor durante el coito (en las mujeres);
- dolor abdominal, náuseas, fiebre;
- inflamación del recto o del cuello uterino;
- inflamación o dolor en los testículos;
- dolor, picazón, sangrado o secreción de mucosidad del recto (cuando se tiene clamidia en el ano), y
- enrojecimiento, picazón o secreciones de los ojos (cuando se tiene clamidia en los ojos).

Cómo se diagnostica: Puede confundirse con gonorrea porque los síntomas son similares. Es necesario hacer un análisis de orina o de los tejidos del cuello del útero y un examen pélvico para tener un diagnóstico correcto.

Tratamiento: Se recetan antibióticos a ambos miembros de la pareja.

Protección: Los condones reducen el riesgo de contraer clamidia.

CITOMEGALOVIRUS (CMV)

El CMV se transmite a través de los fluidos corporales (orina, saliva, sangre, lágrimas, semen y fluidos vaginales). El CMV afecta, principalmente, a los bebés y niños pequeños causando discapacidad intelectual y pérdida de la audición, pero también es muy peligroso en personas que tienen un sistema inmunitario débil. Puede causar ceguera y trastornos mentales. Como otros virus, el CMV se queda en el cuerpo para siempre, aunque latente.

Síntomas comunes: Por lo general no hay síntomas con la primera infección, pero una reinfección con el CMV, o una infección con otros organismos que se transmiten sexualmente, como el VIH y la hepatitis B, puede reactivar el virus y desencadenar la enfermedad. Los síntomas incluyen:

- glándulas inflamadas, fatiga, fiebre y debilidad general;
- irritación del tracto digestivo, náuseas, diarrea, y
- pérdida de la visión.

Cómo se diagnostica: Por un análisis de sangre.

Tratamiento: No existe una cura. Los síntomas se pueden controlar con una variedad de medicamentos intravenosos.

Protección: Los condones pueden reducir el riesgo de infectarse con el CMV durante el sexo vaginal, anal y oral, pero el virus también se puede transmitir a través de los besos u otro tipo de contacto íntimo.

GONORREA

La gonorrea es producida por una bacteria en forma de riñón que crece en pares y puede causar esterilidad, artritis y problemas cardiacos. No es necesario que haya eyaculación para que la enfermedad se transmita o contraiga. La mujer es mucho más susceptible de contraer gonorrea del hombre, que el hombre de la mujer. La gonorrea también puede ser pasada a un ojo con la mano o con otra parte del cuerpo humedecida con líquidos infectados.

Síntomas comunes: Ochenta por ciento de las mujeres y diez por ciento de los hombres con gonorrea no tienen síntomas. En caso de que los síntomas se manifiesten, en las mujeres aparecen en un plazo no mayor de diez días después de haber sido contagiadas. En los hombres tardan de uno a catorce días en aparecer. Con síntomas o sin ellos, el germen puede pasar a otras personas.

- en las mujeres: urinación frecuente y con ardor, menstruaciones irregulares, dolor pélvico o en la parte inferior del abdomen; dolor durante el sexo o el examen pélvico; flujo amarillento o amarillento verdoso de la vagina; inflamación o sensibilidad en la vulva, dolor artrítico.
- en los hombres: flujo purulento de la uretra o dolor al orinar;

- fiebre;
- sensación de sequedad, dolor y aspereza en la garganta (cuando se tiene gonorrea en la garganta);
- dolor, secreción y sangrado del ano (cuando se tiene gonorrea en el ano), y
- enrojecimiento, picazón o secreciones de los ojos (cuando se tiene gonorrea en los ojos).

Cómo se diagnostica: Mediante un examen microscópico del flujo vaginal o de la uretra; cultivos que se toman del cuello uterino, la garganta, la uretra o el recto.

Tratamiento: Se recetan antibióticos a ambos miembros de la pareja. Con frecuencia, aquellos que tienen gonorrea también tienen clamidia, por lo que ambas infecciones deben tratarse a la vez. Cuanto más temprano se trata la gonorrea, más fácil es de curar. Si la infección se ha extendido, hay que tomar medicamentos durante un periodo más largo. Si la infección es seria, puede ser necesario hospitalizarse.

Protección: Los condones reducen el riesgo de contraer gonorrea.

HEPATITIS B

El virus de la hepatitis B (HBV, por sus siglas en inglés) es una infección de transmisión sexual común que se puede prevenir con una vacuna. La hepatitis B infecta el hígado, que ayuda a digerir la comida y mantiene la sangre saludable. Si bien de noventa a noventa y cinco por ciento de los adultos con HBV se recuperan completamente, el virus puede causar problemas hepáticos graves. Al igual que otros virus, el HBV permanece en el cuerpo para siempre.

El virus de la hepatitis B puede vivir en todos los líquidos del cuerpo, pero se transmite principalmente a través de la sangre, el semen y los líquidos vaginales. Además del contacto sexual, el virus también se transmite por compartir artículos personales como hojas de afeitar, cepillos de dientes y cortaúñas, o por compartir agujas para inyectarse drogas con una persona infectada; por usar agujas o equipo no estéril para hacerse tatuajes, perforaciones o aplicar acupuntura. Una madre infectada con hepatitis B también puede pasarle el virus a su bebé durante el parto.

Síntomas comunes: Muchas personas no tienen síntomas. Algunas pueden tener hepatitis B sin presentar ningún síntoma y luego volverse inmunes (lo cual significa que están protegidas contra infecciones futuras por hepatitis B). Otras pueden tener síntomas que desaparecen y después desarrollar inmunidad, pero hay quienes contraen el virus y nunca se vuelven inmunes. Estas personas son portadoras y pueden continuar transmitiendo el virus a otros, aun años después.

Los síntomas de la hepatitis B pueden tardar entre seis semanas y seis meses en aparecer después de la infección. En muchas personas son parecidos a los de la gripe:

- fatiga extrema, dolor de cabeza, fiebre, urticaria, y
- pérdida del apetito, náuseas, vómitos, sensibilidad en la parte inferior del abdomen.

Síntomas posteriores: Dolor abdominal, color oscuro en la orina, heces de color de arcilla, coloración amarillenta de la piel y del blanco del ojo (ictericia).

Cómo se diagnostica: Por análisis de sangre.

Tratamiento: No hay cura para la hepatitis B, pero la mayoría de las personas se recuperan y no tienen ningún síntoma después de seis meses. El tratamiento consiste en descansar adecuadamente, llevar una dieta saludable y evitar el alcohol.

Protección: Los condones ofrecen protección contra la hepatitis durante el sexo vaginal, anal y oral. Se puede usar un condón recortado u otro tipo de barrera de látex o plástico como protección durante el sexo oral-anal o durante el sexo oral cuando hay contacto con la vulva.

HERPES

Existen dos formas de herpes genitales: el virus del herpes simple tipo 1 y el tipo 2. Aunque el herpes tipo 1 se relaciona principalmente con lesiones ulceradas en la boca y en los labios, ambos tipos de herpes pueden transmitirse sexualmente. De hecho, la mayoría de los adultos tienen el virus del herpes simple (HSV, por sus siglas en inglés), ya sea tipo 1 o tipo 2, o ambos. Como todos los virus, el HSV permanece en el cuerpo toda la vida.

El contacto directo de piel con piel puede transmitir el herpes, y esto incluye tocar, besar y tener contacto sexual (vaginal, anal u oral). Las partes húmedas de la boca, la garganta, el ano, la vulva, la vagina y los ojos se infectan muy fácilmente. La piel puede infectarse si está cortada, irritada, quemada, con salpullido o con otras lastimaduras. Si una persona tiene llagas bucales, puede transmitir el virus durante el sexo oral y causar herpes genital. Es muy improbable que el herpes se transmita a través de asientos de inodoro, piscinas, bañeras de hidromasaje o toallas húmedas.

Síntomas:

- urticaria recurrente con grupos de ampollas dolorosas que producen picazón en la vagina, cuello uterino, pene, boca, ano, nalgas o en otras partes del cuerpo;
- lesiones ulceradas que ocurren cuando las ampollas se rompen, y
- la primera erupción puede causar dolor y molestias alrededor de la zona infectada, picazón, ardor al orinar, glándulas inflamadas en la ingle, fiebre, dolor de cabeza y una sensación general de decaimiento.

Los síntomas generalmente aparecen de dos a veinte días después de la infección, pero pueden pasar años antes de que se produzca la primera erupción.

Cómo se diagnostica: Se puede confundir con la sífilis y otras ITS. Es posible hacer un diagnóstico definitivo mediante el cultivo de muestras de flujo tomadas de las lesiones o a través de un análisis de sangre.

Tratamiento: No existe cura. Los síntomas se pueden aliviar y es posible reducir el número de reapariciones con medicamentos recetados por un médico.

Protección: Los condones reducen el riesgo del contagio del virus entre una erupción y otra.

VIRUS DE LA INMUNODEFICIENCIA HUMANA (VIH)

El VIH disminuye la capacidad del cuerpo para combatir las infecciones y puede causar el sida (síndrome de inmunodeficiencia adquirida). Cuando el sistema inmunitario está siendo atacado, no puede proteger al cuerpo de las infecciones, por lo que hay un riesgo mucho mayor de contraer enfermedades.

Cuando las personas portadoras del VIH contraen enfermedades serias, se dice que tienen sida. No todas las personas con VIH llegan a presentarlo; el sida es la última etapa de la infección por VIH. Las personas con sida pueden morir de una infección o de cáncer, y necesitan tomar medicamentos para fortalecer su sistema inmunitario.

El VIH es la infección más peligrosa que se transmite sexualmente y afecta a personas de todas las edades. Como el sistema inmunitario de quienes tienen VIH está demasiado debilitado para combatir enfermedades, estos individuos contraen afecciones que en realidad no se presentan en otras personas. Una de éstas es el sarcoma de Kaposi, un tipo raro de cáncer de piel, y otra la neumonía por *Pneumocystis carinii* (conocida comúnmente por sus siglas en inglés: PCP).

Como todos los virus, el VIH permanece en el cuerpo toda la vida.

Hay sólo tres maneras por las que el VIH puede transmitirse:

- a través de líquidos sexuales infectados;
- a través de sangre infectada o productos de sangre infectados, y
- de la madre infectada a su bebé durante el embarazo o el parto.

El VIH no se transmite al tocar, abrazar o darle la mano a una persona infectada, tampoco al toser, estornudar, dar besos secos, compartir vasos y platos, o tocar inodoros o picaportes. Los animales domésticos y los insectos que pican, como los mosquitos, no transmiten el virus.

Algunas personas presentan, dentro de las seis semanas posteriores a la infección con el VIH, los siguientes síntomas:

- fiebre;
- dolor de cabeza;
- ganglios inflamados;
- cansancio;
- coyunturas y músculos doloridos, y
- dolor de garganta.

Sin embargo, la mayoría de las personas con VIH no manifiestan síntomas durante años.

Sólo si las personas con VIH contraen una enfermedad seria, se dice que tienen sida, y pueden presentar cualquiera de los siguientes síntomas:

- fiebre que dura más de un mes;
- pérdida de peso;
- cansancio extremo;
- diarrea por más de un mes;
- ganglios linfáticos agrandados;

- falta de claridad al pensar, y
- pérdida del sentido del equilibrio.

A veces los síntomas tardan más de diez años en aparecer y hay quienes no los desarrollan.

Cómo se diagnostica: Se hacen análisis de sangre para detectar los anticuerpos del VIH. El diagnóstico del sida (en personas con VIH) se establece a partir de la presencia de una o más de las infecciones o padecimientos arriba mencionados.

Tratamiento: Aún no hay una cura o vacuna; la infección con el VIH y muchas afecciones relacionadas con el sida se pueden controlar con diferentes tipos de tratamiento.

Protección: Los condones ofrecen buena protección contra la infección con el VIH.

VIRUS DEL PAPILOMA HUMANO (VPH)

El VPH es una de las enfermedades de transmisión sexual más comunes. Hay más de cien virus diferentes del papiloma humano y permanecen en el organismo durante toda la vida. Treinta de los VPH son genitales y afectan los órganos sexuales y reproductores; algunos causan verrugas genitales, pero la mayoría de las infecciones con el VPH no son visibles y no presentan síntomas. Algunas de estas infecciones dan origen al cáncer del cuello uterino, de la vulva o del pene.

Aunque el VPH se transmite principalmente a través de las relaciones sexuales (coito peneano-vaginal, sexo oral, coito anal, intercambio de fluidos, etc.), algunos bebés nacen con el virus si sus madres están infectadas con él.

Síntomas comunes: Si contraes el VPH puedes presentar alguno de los siguientes síntomas:

- El área del cuerpo infectada puede permanecer totalmente normal (infección latente o inactiva). En este caso, el virus está completamente controlado y tal vez nunca te enteres de que lo tienes, pero aun así puedes transmitir la infección a otros.
- Protuberancias visibles, llamadas verrugas genitales (algunas protuberancias crecen juntas y tienen el aspecto de una coliflor), que pueden

verse en el área genital y causar cáncer.
- El virus produce cambios en las células del cuello uterino; en la prueba de Papanicolaou se indica si son anormales. Si no se los detecta, estos cambios pueden degenerar en cáncer del cuello uterino.

Tú corres un riesgo más alto de contraer el VPH si:

- Te vuelves activo sexualmente a una edad temprana.
- Tú o tu compañero(a) de relaciones sexuales han tenido muchos compañeros de relaciones sexuales en cualquier momento.
- Tú o cualquiera de tus compañeros(as) de relaciones sexuales tienen una historia de pruebas de Papanicolaou anormales o de enfermedades de transmisión sexual.
- No usas condón.

Cómo se diagnostica: A veces es difícil saber si tienes el VPH. Aunque las verrugas genitales se pueden apreciar a simple vista en vagina o ano, alrededor o dentro de éstos, en ocasiones son demasiado pequeñas para verse sin ayuda de un microscopio. También pasan inadvertidas porque generalmente son del color de la piel y no causan dolor. Sólo en raros casos manifiestan síntomas como dolor o sangrado. Una prueba de Papanicolaou anormal puede ser la primera señal de una posible infección por VPH, al revelar una condición precancerígena. Un examen de una muestra de tejido o una colposcopia pueden detectar la presencia del VPH.

Tratamiento: No hay cura para el VPH. Si las verrugas genitales reaparecen, se pueden extirpar o aplicar medicamentos tópicos.

Protección: Los condones reducen el riesgo de desarrollar verrugas genitales y cáncer del cuello uterino, pero el virus se puede dispersar más allá del área protegida por el condón.

MOLUSCO CONTAGIOSO *(MOLLUSCUM CONTAGIOSUM)*

El molusco contagioso es una infección de la piel causada por un virus, es leve y se trata fácilmente.

El molusco contagioso se transmite a través del contacto directo con la piel, incluyendo las relaciones sexuales (por vía anal, vaginal y oral). Es posible que el molusco contagioso se transmita a través de ropa o toallas. Las protuberancias pueden extenderse de una parte del cuerpo a otra al rascarse.

Síntomas comunes: Los síntomas pueden aparecer de una a seis semanas después de la exposición al virus. El molusco contagioso aparece primero en forma de protuberancias redondas de textura suave y con una pequeña depresión en el centro; pueden estar en el área púbica o a su alrededor, en el abdomen o en la cara interna de los muslos. Por lo general, aparecen de diez a veinte protuberancias, no son dolorosas pero pueden causar picor, especialmente cuando están sanando después del tratamiento. Pueden infectarse y ponerse rojas y causar dolor. Sin embargo, el enrojecimiento y el dolor también pueden indicar que las protuberancias están sanando naturalmente.

Cómo se diagnostica: Con un examen microscópico del tejido tomado de una lesión.

Tratamiento: Las protuberancias se pueden extirpar con productos químicos, con electricidad o congelamiento.

Protección: Los condones reducen el riesgo de contraer el molusco contagioso, pero el virus se puede diseminar más allá del área protegida por el condón.

ENFERMEDAD PÉLVICA INFLAMATORIA (EPI)

La EPI es una infección progresiva que daña el sistema reproductor de la mujer; se desarrolla en la zona pélvica, en las trompas de Falopio, el útero, el revestimiento del útero y los ovarios. Con tratamiento o sin él, la EPI puede causar esterilidad, embarazos ectópicos y dolor crónico; cuantos más episodios de EPI tenga una mujer, mayores serán sus probabilidades de quedar infértil. La EPI no siempre es resultado de una infección de transmisión sexual, pero en la mayoría de los casos sí lo es. La gonorrea y la clamidia son ITS que causan EPI.

Síntomas comunes:

- menstruaciones largas y dolorosas, flujo vaginal no habitual;
- sangrado y dolor entre periodos regulares o al orinar;
- dolor en la parte inferior del abdomen y la espalda;
- fiebre, escalofrío;

- náuseas, vómitos, y
- dolor durante el coito.

Cómo se diagnostica: Un médico puede determinar si una mujer tiene EPI con base en sus síntomas, un examen pélvico y análisis de sangre. A veces es necesaria una laparoscopia (una cirugía menor en la que se examinan los órganos reproductores) para diagnosticar correctamente la EPI.

Tratamiento: Antibióticos, guardar reposo y abstinencia sexual. A veces es necesaria una cirugía para extirpar los abscesos o el tejido cicatrizado, o para reparar o extirpar los órganos reproductores.

Protección: Los condones reducen el riesgo de contraer las infecciones relacionadas comúnmente con la enfermedad pélvica inflamatoria.

PIOJOS DEL PUBIS

Los piojos púbicos son insectos del tamaño de una cabeza de alfiler, de cuerpo plano y color marrón claro que viven en la piel. Estos parásitos se alimentan de la sangre del organismo huésped, pero pueden vivir hasta veinticuatro horas fuera del mismo. Infectan las partes velludas del cuerpo, sobre todo la zona del pubis; reciben también el nombre de ladillas.

Además del contacto sexual, también pueden transmitirse a través del contacto personal o el uso de sábanas, ropa o toallas no lavadas de una persona infectada.

Síntomas comunes:

- picazón fuerte en los genitales o el ano;
- fiebre leve;
- sensación de decaimiento;
- irritabilidad, y
- piojos o huevecillos en el vello del pubis.

La picazón comienza unos cinco días después de la infestación. Hay personas que no sienten picazón y no se enteran de que están infectadas.

Autodiagnóstico: Si se observan con una lupa, los piojos del pubis tienen el aspecto de pequeños cangrejos; sus huevecillos son blancos y los depositan en racimos cerca de la raíz del pelo.

Tratamiento: Es necesario seguir las instrucciones del medicamento (se compra sin receta). Algunas de las marcas que están a la venta son A-200®, RID® e InnoGel® Plus. Es posible que sean necesarias varias aplicaciones en todo el cuerpo. También hay lociones más fuertes que sí requieren receta.

SARNA

La sarna es producida por un ácaro (un insecto diminuto) que se mete debajo de la piel y puede desplazarse aproximadamente una pulgada por minuto; el ácaro hembra excava surcos en la epidermis, donde deposita sus huevecillos, provocando un salpullido que causa picor.

Además del contacto sexual, la sarna suele transmitirse por el simple contacto personal o por usar sábanas, ropa o toallas no lavadas de una persona infectada.

Síntomas comunes:

- picazón fuerte, generalmente por la noche, después de hacer ejercicio o de darse un baño caliente, y
- pequeñas ronchas que aparecen en los pliegues de la piel, especialmente en el pene, entre los dedos, nalgas, senos, muñecas, muslos y alrededor del ombligo.

A menudo los síntomas no son visibles. Pueden tardar semanas en desarrollarse.

Cómo se diagnostica: Si bien las personas pueden autodiagnosticarse, lo más conveniente es que el médico realice un examen microscópico o una biopsia de la piel.

Tratamiento: Se deben seguir las indicaciones del médico para aplicar el medicamento recetado (cremas, lociones o champús).

SÍFILIS

La sífilis es una enfermedad de transmisión sexual causada por una espiroqueta (un organismo muy pequeño) y puede afectar todo el organismo.

Cualquier persona que tenga relaciones sexuales sin protección con una persona infectada puede contraer sífilis; esta enfermedad se transmite de una persona a otra por el contacto directo con la lastimadura, lesión o salpullido húmedo de la sífilis. También puede pasarse al besar o por el contacto manual u otro contacto personal cercano. Es posible tener sífilis sin presentar ningún síntoma y aun así transmitirla a otros.

Síntomas comunes: La sífilis tiene varias etapas que pueden superponerse y no siempre siguen la misma secuencia. Los síntomas varían con cada etapa, pero por lo general no hay síntomas.

- Etapa primaria: Chancro, llagas indoloras o úlceras húmedas y abiertas son las primeras manifestaciones de la sífilis. Aparecen de tres semanas a noventa días después de la infección y duran de tres a seis semanas. Se observan principalmente en los genitales, la vagina, en el cuello uterino, los labios, la boca, los senos o el ano. Durante este periodo a veces también se inflaman las glándulas.
- Etapa secundaria: Otros síntomas pueden aparecer de tres a seis semanas después del chancro. Aparecen y desaparecen espontáneamente hasta por dos años. Incluyen urticarias que duran de dos a seis semanas, generalmente en las palmas de las manos y en las plantas de los pies. Hay también otros síntomas, como fiebre leve, fatiga, dolor de garganta, caída del cabello, pérdida de peso, inflamación de las glándulas, dolor de cabeza y muscular.
- Etapa latente: No hay síntomas. Ocurre entre otras fases.
- Etapa terciaria: Un porcentaje importante de las personas con sífilis que no reciben tratamiento llegan a esta etapa, que implica graves daños al sistema neurológico, al corazón, al cerebro y a otros órganos.

Cómo se diagnostica: La sífilis se diagnostica haciendo un examen físico, un análisis de sangre y estudiando al microscopio una muestra de líquido tomado de una lesión.

Tratamiento: Los antibióticos curan con éxito a los miembros de la pareja.

Protección: Los condones reducen el riesgo de infectarse con sífilis durante el sexo vaginal, anal y oral.

TRICOMONIASIS

La tricomoniasis, otra forma común de vaginitis, es causada por un parásito protozoario unicelular y ocurre tanto en adolescentes como en adultos. A diferencia de las infecciones por hongos, la tricomoniasis se transmite a través de las relaciones sexuales.

Síntomas comunes:

- secreción vaginal espumosa con olor desagradable;
- picazón en la vagina y alrededor de ésta;
- manchas de sangre en el flujo;
- inflamación de la ingle, y
- urinación frecuente con dolor y ardor.

Los hombres rara vez tienen síntomas, y a veces las mujeres tampoco los tienen. Por lo general, los síntomas tardan de tres a veintiocho días en aparecer.

Cómo se diagnostica: Mediante un examen microscópico del flujo vaginal o un Papanicolaou.

Tratamiento: Si el médico te diagnostica tricomoniasis, seguramente les recetará un antibiótico específico (metronidazol) a ti y a tu compañero de relaciones sexuales.

Protección: Los condones reducen el riesgo de infectarse con tricomonas.

INFECCIONES DE LAS VÍAS URINARIAS

La causa de las infecciones urinarias son bacterias que se propagan del recto a la vagina o al pene, y luego a la uretra y la vejiga; pueden transmitirse sexualmente. Estas infecciones incluyen la de la vejiga (llamada cistitis), los uréteres (conductos que van de los riñones a la vejiga) y la uretra (conducto que lleva la orina de la vejiga al exterior).

Síntomas comunes:

- ardor y dolor al orinar;
- necesidad de orinar cuando la vejiga está casi vacía;
- necesidad de orinar, especialmente por la noche;
- pérdida involuntaria de orina;
- dolor en la parte inferior del abdomen o espalda;
- sangre y pus en la orina, y
- fiebre.

Estas infecciones se presentan más en las mujeres que en los hombres porque su uretra es más corta que la del hombre y también está más cerca del ano, y por tanto las bacterias pueden llegar a la vejiga con más facilidad.

Cómo se propagan las infecciones de las vías urinarias: Las personas que tienen sexo anal sin protección corren un alto riesgo de contraer este tipo de infección; también si no hay cuidado de que la materia fecal no entre en contacto con la vagina y la uretra (por eso, las mujeres deben limpiarse de adelante hacia atrás cuando van al baño). Acostumbrarse al entorno bacterial de una nueva pareja puede causar una infección de la vejiga conocida como "cistitis de la luna de miel".

Cómo se diagnostican: Es necesario practicar un análisis de orina.

Tratamiento: Mediante antibióticos.

Protección: Para prevenir las infecciones de las vías urinarias o evitar que vuelvan es recomendable:

- beber ocho o más vasos de agua al día y evitar los refrescos, que pueden contribuir al crecimiento de bacterias;
- orinar inmediatamente antes y después de tener relaciones sexuales;
- mantener la zona púbica limpia y seca, y
- usar lubricantes durante el sexo vaginal, especialmente si la vagina está seca.

INFECCIONES VAGINALES POR HONGOS (CANDIDIASIS)

La mayoría de las mujeres contraen por lo menos una infección por hongos durante su vida, y puede ser a cualquier edad.

Las infecciones por hongos son causadas por el crecimiento excesivo de un género llamado *Candida*. (En la vagina, la boca y el tracto digestivo, normalmente hay cantidades pequeñas de levadura y de otros organismos.) Las infecciones por hongos se producen cuando se altera el equilibrio de estos organismos en la vagina y la levadura crece en forma excesiva, causando una infección; estas infecciones tienen más probabilidades de originar problemas justo antes o después del periodo menstrual. Entre los factores que pueden alterar el equilibrio de organismos en la vagina están:

- los antibióticos;
- el exceso de peso;
- la diabetes;
- el embarazo;
- la infección por VIH;
- los esteroides;
- la mala higiene femenina;
- estar demasiado expuesta a la humedad (en particular cuando hay un aumento de temperatura o humedad, sobre todo en el verano), y
- la ropa interior ajustada hecha de materiales como nailon o lycra, que atrapa la humedad y el calor (es mejor usar ropa interior de algodón, porque absorbe más la humedad).

Síntomas comunes: Las señales externas de una infección por hongos pueden incluir una secreción vaginal más espesa de lo normal, blanca y como cuajada (semejante al requesón). Otras señales son picor, ardor, enrojecimiento e irritación del área vaginal. Las infecciones severas causan hinchazón de los labios de la vagina; a veces, las mujeres tienen dolor al orinar u orinan con frecuencia, debido a la inflamación de la apertura urinaria. Como la vagina está inflamada, las relaciones sexuales suelen ser dolorosas para las mujeres.

Cómo se diagnostica: El médico o el laboratorista usan un hisopo para tomar una muestra de la secreción vaginal. Se pone la muestra en el portaobjetos de un microscopio con una gota de un producto químico especial, y luego se examina la secreción vaginal al microscopio para ver si hay un crecimiento excesivo de este hongo.

Tratamiento: Las infecciones por hongos se tratan con cremas, óvulos o pastillas, pero es muy importante que sean recetados por un médico. Las cremas que se venden sin receta anunciadas en la televisión no son muy recomendables (solamente en caso de emergencia), pues los síntomas que causa este hongo son parecidos a los de otras enfermedades que estas cremas u óvulos no curan y pueden empeorar (de hecho, muchos casos de infección por cándida, mal tratada, se complican).

Si tienes o sospechas que tienes una ITS

Existen muchas probabilidades de que tengas una ITS si notas molestias o cambios en tus órganos sexuales (irritación, comezón, protuberancias, flujo amarillo, verdoso o blanco, etc.), pero para percartarte de estos cambios tienes que conocer bien tus órganos, lo que implica observarlos cuando están sanos. Si crees estar infectado(a), suspende las relaciones sexuales y acude a un médico; si no vas por miedo a lo que pueda decirte o si no te haces análisis por miedo a los posibles resultados, la infección sólo empeorará, y algo que podría tratarse fácilmente a tiempo se convertirá en un problema serio.

Si tienes una infección o sospechas tenerla, es muy importante que lo platiques con la persona con quien tienes relaciones sexuales, pues también tendrá que ir al médico o empezar un tratamiento (es muy probable que tu médico recomiende que tomen el mismo tratamiento).

LAS RELACIONES SEXUALES EN NUESTROS TIEMPOS (SÍ, CON TODO E ITS)

A pesar de que existen tantas infecciones de transmisión sexual, la solución no consiste en escondernos en alguna cueva lejana. Es cierto que la abstinencia evita este tipo de infecciones, pero algunas pueden contraerse sin tener relaciones sexuales. En vez de pensar en todo lo horrible que nos espera si no tenemos relaciones sexuales con protección, pensemos en todo lo bueno que podemos disfrutar si somos responsables y tomamos nuestras propias decisiones. Reducir el riesgo de contraer infecciones de transmisión sexual disminuye el nivel de ansiedad y aumenta el placer de las relaciones sexuales; es una inversión con muchísimas probabilidades de éxito, y lo que se gana es salud.

Siempre es bueno platicar en pareja sobre estos temas, pero a veces no es fácil abordarlos (lo cual no es pretexto para no tocar el tema). Tampoco es fácil hablar de sexo protegido; de hecho, hay quienes creen que el sexo protegido sale sobrando o no es tan divertido, y se niegan a usar condón u otros métodos de protección. Si nos topamos con alguien así, es importante defender nuestro punto de vista porque se trata de nuestra salud. Hombres y mujeres tenemos derecho al sexo seguro y protegido, y a decir "no" a una relación que no nos conviene. Muchas personas que aceptan hacer algo, cuando en realidad no querían, se arrepienten después; además, aunque hagamos algo que no queremos porque nos presionan, la responsabilidad de nuestros actos sólo la podemos asumir nosotros. Vale la pena entonces poner las cosas en la balanza y tomar una decisión sólo cuando estemos seguros.

PREGUNTAS

¿A dónde se puede ir para hacerse una prueba del sida y en qué consiste?

Para la detección del VIH, la prueba más utilizada es conocida como ELISA. Esta prueba tiene un margen de error de entre 0.3 y 1%; por ello, en caso de que arroje un resultado positivo, se requiere una prueba de verificación diferente, como la Western Blot. Al combinar ambas pruebas, la probabilidad de error disminuye a uno en cien mil. En ambos casos es necesario analizar muestras sanguíneas.

En México se pueden realizar estas pruebas en laboratorios particulares reconocidos y en instituciones como el Conasida, en donde realizan una investigación previa de los perfiles de la persona que solicita el análisis, además de brindar apoyo psicológico antes y después de éste. Existe la posibilidad de continuar recibiendo apoyo en caso de que el resultado sea positivo.

¿Son confiables las pruebas de VIH caseras?

La FDA (Food and Drug Administration) de Estados Unidos, que realiza pruebas exhaustivas a medicamentos y productos relacionados, sólo ha aprobado para su venta y uso doméstico una prueba que utiliza sangre para detectar anticuerpos contra el virus (así es como se detecta la presencia del VIH). Existen pruebas que usan saliva para detectarlo, pero hasta ahora sólo son seguras las que emplean los médicos; por lo tanto, ninguna de las pruebas caseras de saliva que existen actualmente en el mercado es segura ni recomendable.

¿Qué diferencia hay entre el VIH y el sida?

VIH son las siglas del virus de la inmunodeficiencia humana, y este virus puede provocar el sida (síndrome de inmunodeficiencia adquirida). El virus ataca el sistema de defensa contra enfermedades del cuerpo y puede transmitirse por medio de relaciones sexuales en las que haya intercambio de fluidos corporales (semen, fluido vaginal o sangre); transfusión sanguínea de una persona que esté infectada; por compartir agujas o jeringas; de la madre a su hijo durante el embarazo o al nacer, o al amamantarlo.

Una persona puede estar infectada con el virus de la inmunodeficiencia humana y no desarrollar el sida. El sida aparece cuando el sistema inmunitario de la persona portadora del VIH se ve seriamente afectado, y entonces aparecen enfermedades que se conocen como "oportunistas", entre las más comunes: infecciones de los pulmones y los ojos, cáncer en la piel, infecciones por hongos (como la *candida albicans*), entre otras.

¿Cómo se puede saber si una mujer es portadora del VIH?

La única forma de saber si una persona tiene el virus que causa el sida es realizando una prueba de laboratorio específica, ya que la mayoría de las personas portadoras del VIH se ven, se sienten y están sanas; sin embargo, sí pueden transmitir el virus por vía sexual desprotegida, sanguínea o perinatal.

Mi novio dice que en ocasiones mi vagina tiene un olor raro. ¿A qué se debe? ¿Qué cuidados debo tener para evitarlo? ¿El motivo son las relaciones sexuales?

El flujo vaginal producido por mujeres sexualmente activas no debería tener olores desagradables (si a esto te refieres con "raro"). Generalmente, dichos olores se relacionan con procesos infecciosos, que deben ser tratados lo antes posible por un ginecólogo.

El aseo cotidiano y correcto de la vulva y de las zonas cercanas debe bastar para evitar que el aroma común del flujo vaginal llegue a ser de tal intensidad que se convierta en desagradable; no se recomiendan las duchas vaginales, pues alteran la acidez natural de la vagina y facilitan la aparición de infecciones.

También es importante saber que la apreciación de los olores no es la misma en todos los individuos, por lo que el mismo estímulo olfativo puede provocar reacciones contrarias en personas diferentes.

¿Cómo puedo saber si una persona es portadora de una infección de transmisión sexual?

A simple vista no es posible distinguirlo. Si se observan sus órganos sexuales y se conocen los síntomas de estas infecciones, es posible tener una idea; sin embargo, muchas de estas enfermedades no tienen signos ni síntomas o no los tienen en ciertas etapas. Por eso, no podemos basarnos en lo que vemos para hacer un diagnóstico; si vamos a tener relaciones sexuales con esa persona, la única manera de no infectarnos es usando condón.

Tengo una secreción amarilla. ¿Qué hago?

Es probable que hayas contraído alguna infección, especialmente si esta secreción, que también puede ser blanca, se acompaña de ardor o picazón y enrojecimiento del glande (si eres hombre) o de los labios mayores (si eres mujer). Es urgente que acudas a un médico para que determine qué infección es (muchas tienen síntomas parecidos) y cuál es el tratamiento más adecuado. No es recomendable automedicarse, pues algunas de estas enfermedades tienden a empeorar con un tratamiento inadecuado.

¿Cómo se puede contraer el VIH?

El VIH se presenta en la sangre, el semen, las secreciones vaginales, la saliva, las lágrimas, la leche materna y la orina de las personas afectadas. Las únicas vías de transmisión demostradas son la sanguínea (mediante transfusiones, por inyección, instrumental médico, etc.), la sexual (a través del semen y de las secreciones vaginales) y la perinatal (desde la madre infectada al niño por vía hemática, en el embarazo o el parto, o durante el puerperio a través de la lactancia). La infección se da cuando existe un intercambio de los fluidos mencionados.

¿Puedo contagiarme si tengo sexo oral con una persona infectada de VIH?

Las vías de transmisión para el VIH son el contacto sexual (no protegido), sanguíneo y perinatal. Se ha demostrado que con el sexo oral se puede transmitir el VIH si existe alguna úlcera, rasguño, etc., en el tejido bucal y en los órganos sexuales pélvicos donde se esté realizando el sexo oral, que permitan el intercambio de fluidos o sangre. Aun así, la práctica del sexo oral tiene un riesgo de contagio mucho más bajo que el coito. Se puede tener sexo oral con personas portadoras del VIH usando condón o cubriendo la vulva con un dique dental de látex, un condón recortado o plástico autoadherente.

¿Es cierto que una infección vaginal no tratada provoca cáncer?

Sí, en particular si la infección es por el virus del papiloma humano.

¿Cualquier médico puede atender una infección de transmisión sexual?

Sí, un médico general o un médico especialista pueden hacer una evaluación y dar tratamiento.

¿Por tocar la sangre me puedo contagiar de sida?

No, en la piel sana no entra el virus; sólo se adquiere el virus mediante una vía directa, como una herida que esté expuesta, y desde luego si la sangre que se toca es portadora del virus del VIH.

Capítulo 6

LA RESPUESTA SEXUAL HUMANA

William Masters y Virginia Johnson publicaron, en 1966, el libro *La respuesta sexual humana,* que es el resultado de una década de estudios acerca de las respuestas fisiológicas de hombres y mujeres ante estímulos sexuales.

Todos los seres humanos estamos sometidos a una serie de estímulos que proceden del medio ambiente o que se originan en nuestro interior. Algunos estímulos no sólo generan respuestas de nuestro organismo, sino que además pueden modificar nuestro estado de ánimo.

Se considera que un estímulo es eficaz si puede producir una respuesta; por ejemplo, un alimento apetitoso puede ser un estímulo eficaz para producir salivación y secreciones del estómago.

La erección del pene y la lubricación vaginal son formas de respuesta ante estímulos visuales, olfatorios, auditivos, táctiles o por fantasías del sujeto, a los que llamamos *estímulos sexuales efectivos* (ESE), ya que provocan respuestas específicas en los órganos sexuales del ser humano.

Los estímulos sexuales efectivos no son universales, y lo que a una persona le provoca cierta respuesta (digamos, erección o lubricación) tal vez no la cause en otra. ¿De qué depende que un estímulo sexual sea eficaz? Puede depender de la personalidad, gustos, intereses, educación, cultura, religión, estado de ánimo, estado de salud, etcétera.

Las respuestas generadas por un estímulo sexual efectivo tienen por objeto poner a la persona en condiciones biológicas y psicológicas óptimas para la unión física. Es fácil comprender cómo la erección del pene y la lubricación de la vagina contribuyen a la consumación del coito, pero también frente al estímulo sexual eficaz, el ánimo del individuo favorece una tensión creciente que se expresa mediante un aumento del tono muscular. Esta sensación particular tiende a hacerse cada vez más intensa si el estímulo persiste, y la persona experimenta la necesidad de desahogar esta tensión a medida que se incrementa. La sensación de tensión interna se descarga a través de una respuesta fisiológica que consiste predominantemente en contracciones musculares rítmicas, una experiencia subjetiva que suele ser placentera y a la que conocemos como orgasmo. Durante el orgasmo, el individuo experimenta una serie de contracciones de los músculos que rodean el área genital a intervalos de ocho décimas de segundo. En el varón suelen coincidir con la eyaculación.

A este conjunto de fenómenos que comienzan con un estímulo sexual efectivo se le conoce como *respuesta sexual humana*.

Masters y Johnson dividieron para su estudio la respuesta sexual humana en cuatro fases: excitación, meseta, orgasmo y resolución [véase la figura 6.1].

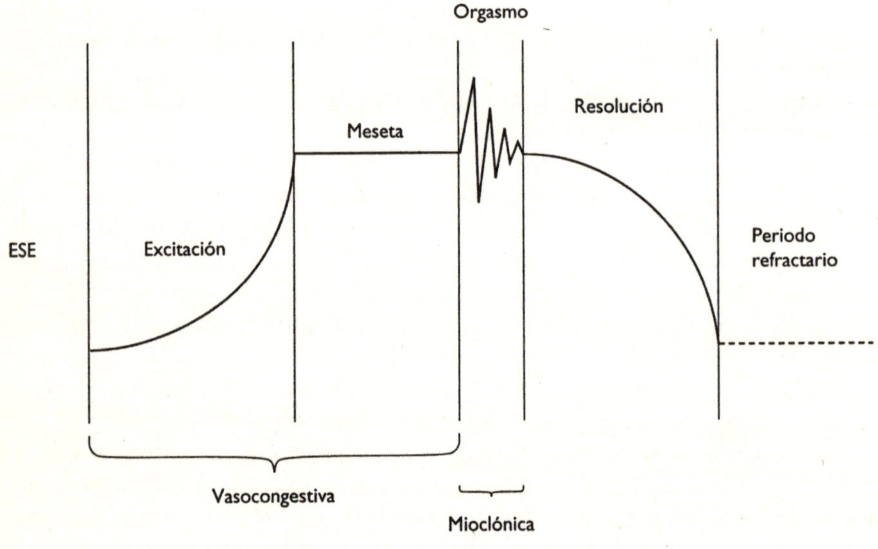

FIGURA 6.1. Fases de la respuesta sexual humana, según Masters y Johnson.

EXCITACIÓN FEMENINA

Ante un estímulo sexual eficaz de naturaleza física o psíquica, se produce la fase de excitación, cuya característica es la lubricación vaginal. Este fenómeno sucede como consecuencia de la congestión producida en el área genital. La vagina, a partir de la estimulación efectiva, se pone más oscura debido a la concentración de sangre en tejidos y órganos.

El clítoris aumenta de volumen y en algunos casos llega a alargarse. Las glándulas mamarias se dilatan y hay erección de los pezones. En esta fase también ocurren cambios cardiovasculares, como taquicardia y aumento de la presión arterial.

MESETA FEMENINA

La fase de meseta se considera una transición en la que la excitación llega a su punto máximo. Ocurre justo antes de la fase de orgasmo o mioclónica, y su duración depende de la intensidad y continuidad de la estimulación, así como de factores subjetivos que llevan a la liberación de la tensión sexual acumulada.

Los labios menores cambian de color visiblemente, que puede ser desde rojo vivo a rojo vino. Durante esta fase el clítoris se retrae a tal grado que resulta prácticamente imposible verlo en la fase preorgásmica. El aumento de tamaño de los pechos alcanza un incremento de veinte a veinticinco por ciento en mujeres que no han amamantado.

Frecuentemente aparecen motas rosáceas en la piel del pecho (como salpullido en la superficie anterior, lateral e inferior) y puede llegar a los hombros, los mulsos, las nalgas e incluso cubrir toda la espalda.

Respecto de la musculatura facial, presenta contracciones involuntarias, como gestos y mímica muy variada. Por otro lado y dependiendo de la posición coital, intervienen contracciones de otros grupos musculares.

ORGASMO FEMENINO

Como se mencionó, la fase de orgasmo puede concebirse como una fase liberadora, tanto de tensión como de vasocongestión, en la que ocurren contracciones musculares con una frecuencia de ocho décimas de segundo.

Ésta es la parte fisiológica del orgasmo, pero también va acompañado de elementos subjetivos (psicológicos y sociales) que tienen tanta o mayor trascendencia que los fisiológicos.

En cuanto al aspecto subjetivo, inicia con una sensación de detención que dura "un instante", seguida de inmediato por una percepción sensual orientada al clítoris pero que llega hasta la pelvis. Después aparece una sensación de calor que se inicia en la pelvis y se difunde a todo el cuerpo. Finalmente se perciben contracciones involuntarias específicamente en la vagina y la pelvis.

Los labios mayores y menores, el clítoris y los pechos no presentan reacción observable. El útero también experimenta contracciones.

En cuanto a la frecuencia cardiaca, se han registrado entre ciento diez y ciento ochenta o más latidos por minuto. En el recto también aparecen contracciones involuntarias del esfínter anal.

RESOLUCIÓN FEMENINA

Esta fase consiste, en términos generales, en el retorno a las condiciones basales, es decir, a la situación en la que estaba el cuerpo antes de iniciarse la excitación. Los labios mayores y menores se descongestionan, el clítoris no sufre cambio, y el útero y los pechos regresan a su estado anterior.

La miotonía o tensión muscular se pierde con mayor lentitud. La frecuencia cardiaca y la presión arterial retornan rápidamente a sus condiciones basales. Un fenómeno característico de esta fase es la aparición de una fina capa de sudoración en todo el cuerpo.

EXCITACIÓN MASCULINA

Como en la mujer, el fenómeno predominante en el hombre en esta fase es la vasocongestión, cuyo resultado es la erección del pene.

En general, el tiempo de excitación del hombre es más rápido que el de la mujer, lo cual, en parte, explica la frecuente falta de acoplamiento en muchas parejas heterosexuales.

La erección es causada porque los cuerpos cavernosos se llenan de sangre; en el escroto, la piel se pone tensa y se engruesa.

Los testículos sufren una elevación parcial a causa del acortamiento de los cordones espermáticos. El hombre puede presentar erección de las tetillas; en la piel, a diferencia de la mujer, no se aprecia ningún cambio.

Los músculos se tensan y hay cierta actividad involuntaria. La frecuencia cardiaca se incrementa.

FASE DE MESETA EN EL VARÓN

Si el estímulo sexual efectivo continúa, la excitación se intensifica y llega al punto extremo a partir del cual el individuo pasa al orgasmo.

El pene tiene un ligero aumento de diámetro, principalmente en la corona del glande. El escroto no sufre mayores cambios, sin embargo, los testículos presentan una elevación que los acerca al periné y que ocurre antes de la eyaculación. En esta fase se expulsan gotas de líquido mucoso que contienen espermatozoides. Las tetillas masculinas pueden presentar erección, y a veces en la piel aparece un salpullido con las mismas características que en la mujer, sin embargo, su presencia varía de una ocasión a otra en el mismo hombre y no en todos se presenta.

Los músculos se contraen en forma involuntaria, aunque esto depende mucho de la posición coital. La frecuencia cardiaca fluctúa entre cien y ciento setenta y cinco latidos por minuto, y la presión arterial se eleva.

FASE ORGÁSMICA DEL VARÓN

Aunque pueden suceder simultáneamente, la eyaculación no es lo mismo que el orgasmo. La eyaculación es la expulsión del semen a la uretra prostática y el paso a presión de este líquido por la uretra peneana hasta su salida por el meato uretral.

Masters y Johnson dividen el proceso eyaculatorio en dos etapas fisiológicas. La primera consiste en la expulsión del semen desde los órganos accesorios (conductos deferentes, epidídimo, vesículas seminales, próstata) hasta la uretra prostática, mientras que la segunda es la progresión del líquido seminal desde la porción prostática de la uretra hasta su salida por el meato uretral.

En la primera etapa se presenta la inevitabilidad eyaculatoria, descrita por muchos hombres como la sensación de que "ya viene" la eyaculación. En la segunda aparecen contracciones recurrentes del esfínter de la uretra y después se produce la expulsión del líquido eyaculatorio.

Por otro lado, hay casos de hombres capaces de obtener orgasmos sin eyacular, debido al control, consciente o inconsciente, de la eyaculación, lo que puede aprenderse.

El escroto, los testículos y los pechos no registran cambios en esta fase; las alteraciones en la piel aparecen sólo en una cuarta parte de los hombres.

En los músculos hay pérdida de control voluntario y ocurren contracciones involuntarias de algunos grupos musculares.

Ni la frecuencia cardiaca ni la presión arterial varían significativamente en comparación con la fase anterior.

FASE DE RESOLUCIÓN DEL VARÓN

De manera semejante a lo que experimenta la mujer, ésta es una fase de retorno a las condiciones basales.

El pene puede sufrir detumescencia (pérdida de la erección) en dos etapas: primero rápida y después lenta. En algunos casos la detumescencia no aparece y la erección tarda en desaparecer; el tamaño de los testículos también va decreciendo.

PREGUNTAS

¿Por qué los hombres "alucinan" cuando tocan el cuerpo de la mujer?

Cuando los estímulos sexuales que recibe una persona son efectivos, desencadenan una serie de manifestaciones físicas y psicológicas que se llama respuesta sexual. La excitación sigue al deseo cuando el estímulo ha sido efectivo. Durante la respuesta sexual la persona se desconecta momentáneamente de lo que la rodea y se concentra en lo que le sucede; a esto se le podría llamar "alucinar". Muchas personas, no sólo los hombres, descubren que los tocamientos que realizan a su pareja, las caricias, los besos, son sumamente excitantes; a otras lo que las hace "alucinar" es que las acaricien, esto es, recibir tocamientos. Hay quienes pueden excitarse mucho al ver imágenes eróticas y otros al escuchar una canción romántica; así pues, existe una gran variedad de estímulos que pueden hacer que una persona desencadene una respuesta sexual, se excite y "alucine".

¿Por qué nos excitamos?

La excitación es una respuesta de nuestro cuerpo a lo que se conoce como estímulo sexual efectivo, que puede ser un beso, caricias, alguna fantasía o recuerdo, algo que vemos, etcétera.

¿Por qué el hombre se excita más rápido que la mujer?

Si una mujer recibe la estimulación adecuada, puede excitarse inmediatamente, igual que los hombres, pues ambos tienen la capacidad biológica para lograrlo. Sin embargo, a un buen número de mujeres les resulta difícil ser estimuladas o llegar a un orgasmo porque han recibido una educación diferente: mientras que ellas son educadas para reprimir las sensaciones relacionadas con su sexualidad y la expresión del deseo, en el hombre se estimula el conocimiento y contacto con su cuerpo y sus sensaciones placenteras. En todo caso, existe un aspecto social y educativo por el que algunas mujeres tardan más que los hombres en excitarse o alcanzar el orgasmo.

¿Qué es el coito?

Habitualmente se le llama coito a la penetración del pene en la vagina, aunque también se refiere a la penetración del pene en la boca o el ano.

¿Qué es un orgasmo?

El orgasmo, o clímax, es lo que algunas personas conocen como "venirse". Es una inmensa y placentera liberación de energía, que ocurre cuando una persona es estimulada al máximo, ya sea con una pareja o a solas. Es difícil expresar con palabras qué es o qué se siente en un orgasmo; es como tratar de explicar las sensaciones que un estornudo te provoca.

Desde el punto de vista biológico o fisiológico, William Masters y Virginia Johnson —investigadores de la sexualidad— explicaron que, cuando la estimulación sexual es efectiva y la excitación está en su apogeo, el cuerpo llega a un punto en el que súbitamente libera la tensión sexual acumulada. En el orgasmo ocurren una serie de contracciones rítmicas de los músculos de la pelvis, las primeras más intensas que las últimas. El hombre tiene la sensación de no poder evitar la eyaculación, mientras que en la mujer se da una respuesta total del cuerpo, caracterizada por contracciones simultáneas y rítmicas del útero y de la vagina.

Desde un punto de vista emocional, el orgasmo es una experiencia placentera compleja que puede involucrar sentimientos como el amor, el cariño, el interés por el otro, así como ideas eróticas, fantasías y otras experiencias sexuales.

¿Cómo se presenta el orgasmo en la mujer?

Cada mujer posee su propio modelo orgásmico, es decir, su propia manera de experimentarlo, aunque se caracteriza por un goce corporal y psíquico intenso e inconfundible. Para la mujer es una sensación placentera que suele comenzar en el clítoris con contracciones simultáneas y rítmicas de útero, vagina y ano, y en muchas ocasiones se acompaña de gemidos y suspiros. En las mujeres y los hombres, el orgasmo se desencadena de la misma manera: por una excitación intensa. Si has tenido un orgasmo, puedes imaginar lo que sienten otros hombres y otras mujeres.

¿Cómo se sabe cuando el hombre llega al orgasmo?

En ocasiones se puede ver una contractura en los músculos de la cara del varón, como una mueca; también puede haber cierta rigidez corporal, o gemidos, jadeos y suspiros, lo que hace suponer que tuvo un orgasmo. Generalmente, el orgasmo se acompaña de eyaculación.

¿Qué es un "faje"? ¿Hasta dónde llega?

Quienes utilizan este término se refieren al contacto físico entre dos personas, que se expresa principalmente con caricias, besos y abrazos; estas expresiones tienen estilos e intensidades diferentes y buscan ser algo placentero y excitante. El límite de un faje lo ponen las personas involucradas, pues nadie está obligado a hacer algo que no quiere o que le hace sentir mal. Si estamos con una persona con quien establecemos o queremos establecer este tipo de contacto, vale la pena comunicarle (verbalmente o con actitudes) qué cosas queremos o permitimos y qué cosas no. No se vale, pues, transgredir los límites que la otra persona imponga.

¿Cómo empieza un faje?

No hay pasos o recetas preestablecidas para iniciar o disfrutar un faje; cada pareja empezará de distinta manera de acuerdo con lo que les guste y tengan ganas de hacer (besos profundos, tocamientos, caricias, conversaciones excitantes, etcétera).

¿Es normal que faje una persona de quince años?

Para muchos jóvenes de esta edad, las primeras experiencias sexuales son los fajes.

¿Qué es un "rapidín" y qué tan malo es?

"Rapidín" es el término que utilizan algunas personas para referirse a las relaciones sexuales rápidas, en donde lo que se busca principalmente es la penetración y el orgasmo sin detenerse demasiado en las caricias previas. Muchos de los que lo practican llevan ya algún tiempo siendo amantes. Un rapidín puede ser muy excitante para algunos, mientras que para otros puede resultar poco atractivo.

¿Qué es el sexo oral?

El sexo oral se refiere a la estimulación (chupar, besar, acariciar, etc.) de los órganos sexuales mediante la boca. La práctica de estimulación del pene es conocida como felación o *fellatio,* y la de la vulva como *cunnilingus.* Esta opción de práctica sexual es disfrutada por muchas personas, pero es importante llevarla a cabo con el consentimiento de quien la hace y de quien la recibe.

¿Es peligroso el sexo oral?

El sexo oral, ya sea la estimulación del pene o de la vulva con la boca, es una práctica mediante la cual es posible transmitir infecciones (desde luego, es necesario que alguno de los que lo practican esté previamente infectado), aunque las probabilidades no son muy altas.

Las alternativas para que esta práctica se realice con menor riesgo es que el hombre use condón o que la mujer cubra la zona de la vulva con plástico delgado (por ejemplo, del autoadherible que se usa en los supermercados para envolver comida). Quizá tarden en acostumbrarse, pero así disminuyen considerablemente las probabilidades de contagio.

¿Es bueno eyacular en la boca de mi novia en el sexo oral?

Eyacular durante el sexo oral no trae consecuencias negativas pero es importante saber si tu pareja está de acuerdo en que eyacules en su boca (a algunas personas les desagrada). Recuerda que todo es aceptable si ambos lo disfrutan y que en el ejercicio sexual nada puede ni debe ser por obligación.

Tengo una vida sexual activa con mi novia, sólo que no he logrado que ella tenga un orgasmo; he intentado muchas cosas, pero ninguna ha resultado. Me siento mal pues yo quiero que ella "termine", no quiero que crea que sólo pienso en mi propio placer. ¿Qué puedo hacer?

Primero que nada, el orgasmo, aunque importante en una relación, no es (o no tendría que ser) lo esencial. Así, no significa que una relación sexual no "acaba" sólo porque alguno de los dos no tiene un orgasmo. Es cierto que a algunas personas les incomoda tener una relación sexual sin llegar al orgasmo, pero es un mito que el hombre deba hacer que la mujer lo alcance, y viceversa. Cada quien conoce su cuerpo y las sensaciones que provocan en él los estímulos. Tu novia y tú pueden ir descubriendo esas sensaciones poco a poco, pero para eso hace falta mucha comunicación y paciencia. Se vale preguntarle al otro dónde y cómo le gusta que lo toquen. Cuando comenzamos a tener relaciones sexuales con una persona, podemos necesitar tiempo para sentirnos a gusto y que se empiecen a dar los orgasmos. Sin embargo, si ven que la situación continúa y es molesta, sería recomendable buscar ayuda profesional.

¿La mujer puede quedar a medias o insatisfecha si el hombre "se viene" antes?

No. La respuesta sexual de cada persona es diferente y además se puede dar en tiempos distintos, es decir, primero uno y después el otro. Sin embargo, si el hombre eyacula mucho antes de que la mujer llegue al orgasmo, al perder la erección se pierde la estimulación para ella, entonces se vuelve difícil que la mujer alcance el orgasmo. Lo que el hombre podría hacer es continuar estimulándola con las manos o la boca para que ella también quede satisfecha.

¿Es normal que una mujer tenga varios orgasmos?

Sí, una mujer puede tener múltiples orgasmos a través de la estimulación. Esto de ninguna manera quiere decir que las mujeres que sólo experimentan un orgasmo queden menos satisfechas que las que tienen más.

¿Cómo puedo hacer para tener una eyaculación "de película porno", donde el semen sale con mucha fuerza y en mucha cantidad?

No hay modo de incrementar la cantidad de semen porque éste es un asunto más bien biológico (relacionado con la próstata), y cada persona eyacula en cantidades diferentes (como hay quien suda más que otros). En cuanto a la fuerza con la que se expulsa el semen, existe un ejercicio que ayuda a incrementarla. Para realizarlo tienes que identificar los músculos pubococcígeos, que son los que usarías si quisieras detener el flujo de orina. Una vez localizados, apriétalos y suéltalos para ejercitarlos (no tienes que estar orinando para hacerlo). Recuerda que la eyaculación y el orgasmo no constituyen un único e idéntico proceso, así que podrías disfrutar de un estupendo orgasmo sin que haya eyaculación abundante. Por otro lado, en muchas de estas películas magnifican la eyaculación a través de efectos especiales.

¿Son malas las relaciones anales?

Es difícil hablar de bueno y malo en sexualidad, ya que lo que es bueno para alguien puede ser malo para otra persona. Aquí lo importante es que las personas que practican el coito anal estén de acuerdo y tomen precauciones, pues estas prácticas conllevan el riesgo de adquirir infecciones de transmisión sexual. En el caso del coito anal, es necesario considerar ciertas medidas de higiene importantes, como el cambio de preservativo cuando después de la penetración anal se penetran otras zonas, como la vagina. Igualmente, si se acaricia el ano con los dedos o se introducen en él, hay que lavarse las manos antes de tocar la vulva de la mujer.

¿Podría tener alguna consecuencia el sexo anal?

Las relaciones sexuales de cualquier tipo pueden tener consecuencias negativas si no se llevan a cabo con protección, y lo mismo pasa con el sexo anal. Sin embargo, si se tiene esta práctica utilizando condón (y para esta área también conviene usar un lubricante, que venden en farmacias o condonerías), los riesgos de contraer una infección sexual se reducen enormemente. Recuerda también que no se debe usar el mismo condón para penetrar vagina y ano, y si se usan los dedos hay que lavárselos para poder pasar del ano a la vagina.

¿Cuánto tiempo permanece el semen en la vagina?

Después de la relación sexual, el semen (que es el líquido que contiene los espermatozoides) que penetró en la vagina se escurre en su mayor parte. Algunos espermatozoides quedan dentro y son los que buscarán fecundar al óvulo. La vagina tiene un pH bajo (es decir, ácido), por lo que los espermatozoides pueden sobrevivir una o dos horas. Sin embargo, el moco cervical tiene un pH variable, que depende del ciclo hormonal de la mujer, y cuando es más alcalino (menos ácido) los espermatozoides pueden sobrevivir hasta dos días.

¿Puedo quedar embarazada en mi primera relación sexual?

Sí. Las posibilidades de que quedes embarazada si tienes una relación sexual son las mismas la primera vez que las demás, sobre todo si no usas algún método anticonceptivo. También las ITS tienen la misma posibilidad de ser transmitidas, por lo que se recomienda el uso del condón.

¿Es sana la masturbación?

La masturbación es una alternativa de práctica sexual que te ayuda a conocer tu cuerpo y a ir descubriendo cómo responde a la estimulación sexual. Es una forma de obtener placer y de relajarse ante el estrés o simplemente de liberar la tensión sexual acumulada. Muchas personas se masturban mientras fantasean o recuerdan sueños eróticos y esto les produce sensaciones muy placenteras. Además, esta estimulación puede ser parte de la relación sexual de la pareja; por ejemplo, uno puede observar al otro mientras lo hace y aprender cómo le gusta ser acariciado. La masturbación es una práctica sana y una buena alternativa si aún no te sientes listo para tener relaciones sexuales. Todavía subsisten mitos y una gran desinformación que satanizan la masturbación, sin embargo, los médicos coinciden en que no causa ningún daño psicológico o físico (siempre y cuando guardemos las medidas higiénicas necesarias, como masturbarnos con las manos limpias). Algunas personas deciden abstenerse de practicarla pues se contrapone a sus creencias religiosas.

¿Cómo se masturban las mujeres?

Existen muchas formas; un gran porcentaje de mujeres se masturban acostadas de espaldas y estimulan su clítoris y vulva con la mano o con un vibrador. Otras se recuestan boca abajo o comprimen con la zona vulvar un objeto blando (como una almohada).

¿Es malo masturbarse cuatro veces al día? ¿Qué consecuencias trae masturbarse muy seguido?

La frecuencia en la práctica de la masturbación es extremadamente variable, los límites los marca el propio organismo de quien la lleva a cabo cuando ya no responde con erección, al haber menor cantidad de semen eyaculado o una sensación poco placentera en el orgasmo. Sin embargo, un porcentaje pequeño de personas usan la masturbación para sustituir actividades de socialización o incluso actividades básicas diarias (como ir a la escuela o a trabajar); estos individuos necesitan recibir apoyo terapéutico.

Empecé a masturbarme a los catorce años y sólo así he tenido orgasmos. Cuando hago el amor con mi pareja no siento nada, necesito masturbarme para terminar.

Disfrutar más con la masturbación que con el coito es una situación frecuente, sobre todo en las mujeres. La autoestimulación o masturbación te permite conocer las respuestas sexuales de tu cuerpo, conocer tu propio ritmo, explorar tus sensaciones y tus zonas más sensibles. Tiene lógica pensar que tú eres quien más te conoces y sabes mejor dónde sientes más. Sería importante que pudieras llevar este conocimiento a tu relación de pareja, y que le explicaras a tu novio o novia dónde y cómo te gusta más que te toquen.

Tengo muchos deseos de tener relaciones sexuales con mi novio, pero ambos sentimos que no es correcto. ¿Cómo resolverlo?

Cuando los valores personales se oponen a los deseos se generan este tipo de conflictos: si satisfaces tus deseos es probable que luego sientas culpabilidad, ansiedad y remordimiento por faltar a los valores personales. Si haces caso a tus valores, quizá te sientas frustrada por no cumplir tus deseos.

Es necesario que analices los pros y los contras de cada opción; infórmate de las consecuencias y toma una decisión, que a final de cuentas será la que más te convenga.

Mi novia rechaza mucho el contacto físico. ¿Cómo puedo hacer que lo acepte?

Qué hacer para que una mujer acepte tener contacto físico con un hombre no es cuestión de recetas; la relación marcará las circunstancias adecuadas para que este acercamiento se dé o no se dé. Para que cualquier comportamiento sexual entre dos o más personas sea válido, debe haber el consentimiento de los participantes, ser del gusto de éstos y no dañar a nadie. Si quieres acercarte a tu novia y cada que lo haces ella se aleja, te recomiendo que te sientes a platicar con ella, le expreses tu deseo de cercanía y escuches lo que tiene que decir al respecto. Ambos podrán llegar a un acuerdo satisfactorio.

¿Por qué o para qué esperarnos al matrimonio si se necesita experiencia?

La experiencia que uno adquiere en materia de sexualidad se puede dar de manera individual a través de la autoexploración o la masturbación, como una forma de conocer el propio cuerpo, sus sensaciones y emociones; también se puede lograr compartiendo con otra persona. La experiencia se puede adquirir antes del matrimonio o a partir de éste, pero eso depende de los valores de cada persona; para algunas esperar hasta el matrimonio es realmente necesario, y para otras eso es irrelevante. Cada quien decide cómo vive su sexualidad, de la misma manera que cada quien es responsable de sus actos.

¿Cómo afecta el alcohol la relación sexual?

El alcohol es una droga depresora del sistema nervioso. El etanol (sustancia que contienen las bebidas alcohólicas) en la sangre afecta las funciones de una región del cerebro encargada del autocontrol y la autocrítica, por lo que esta droga expone a la persona que consume alcohol a situaciones riesgosas, por ejemplo, a aceptar hacer cosas que en tus cinco sentidos no aceptarías (como irte con una persona desconocida). Como el alcohol produce una sensación de euforia, hace que la relación sexual parezca menos difícil o menos amenazante de enfrentar. Con alcohol en la sangre es menos probable que decidas con lucidez si tienes una relación sexual de manera protegida o no y corres el riesgo de que las consecuencias de esto sean negativas. El placer asociado con las relaciones sexuales y el consumo de alcohol es más un estereotipo que una realidad; además, si tomas mucho, tendrás menos habilidad de lo normal para tener una relación sexual o una erección (y es frustrante si de veras quieres estar con alguien)... si es que no te quedas dormido.

¿Qué hacer cuando él te pide tener relaciones sexuales, tú le dices que no, él se molesta y llegan a una discusión que nunca termina en acuerdo?

Es muy importante que tú misma tengas claro qué deseas respecto de las relaciones sexuales. Si le dices a tu novio que no deseas tenerlas, él debe respetar esa decisión. Que él quiera tener relaciones sexuales no le da derecho a decidir o pensar por su pareja. Una relación sexual resultará placentera y enriquecedora en una pareja sólo si los dos están seguros y toman decisiones por acuerdo.

La clave sería que los dos pudieran hablar de lo que desean y escuchar al otro; es importante preguntarse por qué, para qué y en qué condiciones desearían tener relaciones sexuales. Si existen discrepancias, tendrán que llegar a un acuerdo que deje a ambas partes satisfechas.

¿Cómo se puede considerar que algo es normal en sexualidad?

Se considera "normal" toda conducta que, aparentemente, realiza la mayoría de las personas. Así que lo "normal" o común equivale a lo que "se debe hacer", lo adecuado (se sepa o no la razón por la que se debe hacer así), y aquellas conductas diferentes se califican de extrañas, malas o peligrosas.

Sin embargo, lo que se considera "normal" en una sociedad no siempre lo es en otra o no lo era en el pasado, ni lo será en el futuro. Además, la historia demuestra que no siempre lo que hacen todos es lo adecuado y, si lo fuera, tendríamos que cambiar nuestra conducta constantemente, siempre en función de los demás. En materia de sexualidad, distintas conductas pueden ser juzgadas de distinta manera por distintas personas y sociedades. En general, se puede decir que toda conducta es válida siempre y cuando las personas involucradas tengan conciencia de sus actos y consecuencias, no sean forzadas a realizarlos ni fuercen o lastimen a otros.

¿Qué se siente tener relaciones sexuales? ¿Duele?

Las relaciones sexuales son placenteras cuando la pareja está de acuerdo en realizarlas. Si ambos desean tener relaciones sexuales de manera responsable (protegida), de común acuerdo y en las condiciones adecuadas para tenerlas (en privado, en un lugar seguro), pueden ser muy placenteras y verdaderamente disfrutables.

Si no se dan estas condiciones o existe mucha ansiedad o nerviosismo al respecto, puede suceder que no haya suficiente excitación (que en el caso de la mujer significa que haya poca lubricación) y que la penetración, muy posiblemente, sea dolorosa. Esto es común en mujeres que experimentan su primera relación sexual y les es más difícil relajarse.

Es recomendable darse el tiempo y el espacio, tratar de relajarse y de disfrutar al máximo. Las relaciones sexuales no tienen por qué ser dolorosas.

¿Por qué es tan importante ser virgen?

Distintas sociedades en diferentes épocas han valorado la virginidad por diferentes razones; sin embargo, en casi todas se espera que la mujer sólo tenga relaciones sexuales con su esposo, por lo que se promueve la abstinencia hasta el momento del matrimonio. La virginidad es una más de las imposiciones que tradicionalmente han tenido que soportar las mujeres (recato, pureza, obediencia, etc., sobre todo en materia de sexualidad), mientras que en los hombres se promueve el libre ejercicio de la sexualidad.

Hoy en día, muchas sociedades están cambiando esta concepción y sólo las más tradicionales siguen educando a las mujeres para que lleguen vírgenes al matrimonio. Valorar la virginidad por costumbre, creencias religiosas o convicciones personales no es reprobable, pero sí hay que tener mucho cuidado en no sobrevalorarla, pues muchas mujeres se sienten desvalorizadas cuando la pierden.

¿Se puede considerar que alguien ya perdió su virginidad aunque no haya habido penetración?

Anatómicamente, la virginidad significa que el himen —una membrana elástica que es parte de los órganos sexuales internos de la mujer— permanece más o menos intacta. A la ruptura de esta membrana se le llama perder la virginidad.

No todas las mujeres nacen con himen. Contrario a lo que se piensa, la penetración no es la única manera de que esta membrana se rompa. Cuando se introduce un objeto en la vagina, se hacen cierto tipo de ejercicios o se sufren caídas fuertes, el himen puede llegar a romperse si es frágil. También hay hímenes que son tan elásticos, que no se rompen con una penetración.

Por eso, la idea de que "perder la virginidad" marca el inicio de las relaciones sexuales puede tener muy poco que ver con que se haya roto o no el himen.

¿Qué significa que los hombres tienen virginidad?

Este término se refiere principalmente a las mujeres que no han tenido alguna relación coital; decir que un hombre es virgen es otra forma de indicar que no ha tenido relaciones sexuales.

¿Las mujeres nos damos cuenta al perder la virginidad?

Si te encuentras consciente durante la relación sexual, seguro podrás darte cuenta; si, por ejemplo, estás bajo los efectos del alcohol o alguna otra sustancia intoxicante, es muy posible que ni siquiera te enteres.

¿Cómo se puede saber si un hombre ha tenido relaciones sexuales?

No hay forma de saberlo, salvo que él mismo lo manifieste, pues esto no es algo que se pueda notar a simple vista.

¿Cuánto tiempo puede durar una relación sexual?

Es difícil hablar de tiempos en la relación sexual; algunas parejas realizan el juego precoital (caricias, besos, abrazos) durante treinta minutos, una hora o más, alargando el momento de la penetración o del orgasmo. Hay quienes lo hacen mucho más rápido, otros que tienen más de un orgasmo, aquellos que juegan permitiendo la penetración sin llegar a la eyaculación, etc., todo depende del gusto de cada quien. Sin embargo, de manera general, se espera que una relación sexual dure lo suficiente para que ambas partes se sientan satisfechas.

¿A qué edad es bueno tener la primera relación sexual?

Las relaciones sexuales no son obligatorias; cada persona decide en qué momento empezar a tenerlas, o si las quiere tener o no. Para tomar esta decisión es importante preguntarnos por qué deseamos tener relaciones sexuales, para qué, cómo desearíamos que fuera, cómo quisiéramos que fuera la persona con quien vamos a compartir esa experiencia, en qué momento, bajo qué circunstancias, cuáles son nuestros valores al respecto (si tienen más o menos importancia valores educativos, sociales o religiosos), cuáles son nuestras expectativas, etc. Es recomendable pensar en las posibles consecuencias de tener o no relaciones sexuales y cómo actuar ante ellas. Nuestro cuerpo, en la adolescencia, se prepara físicamente para el ejercicio de la sexualidad, pero esto no implica que, psicológica o emocionalmente, estemos preparados; no tiene que ver tanto con la edad sino con nuestro proceso de maduración (adquisición de responsabilidades, independencia, entre otras cosas). Es importante sentirnos seguros o seguras de que la decisión que tomamos es la mejor, y que aun así se vale cambiar de opinión.

¿Es malo tener relaciones sexuales por curiosidad?

Que sea bueno o malo dependerá de los valores de cada persona; por ello, es importante que para decidir tenerlas o no tomes en cuenta tu propio esquema de valores y te aclares por qué o para qué las quieres tener, además de revisar si la curiosidad es un motivo que vale la pena para aventurarse a vivir una experiencia tan importante. Tal vez podrías considerar otros elementos importantes, como si es tu momento, si te sientes bien con tu pareja, lo que sientes por la otra persona, cuáles son las ventajas y desventajas de tener relaciones sexuales en este momento de tu vida, etcétera.

¿Por qué dicen que tener relaciones sexuales te puede cambiar la vida?

Algunas personas se refieren al hecho de que tenerlas de forma irresponsable puede traer consecuencias difíciles, como un embarazo no deseado que te puede llevar a experimentar la maternidad o paternidad a temprana edad y que cambiaría muchos de tus planes. También existe el riesgo, si no te proteges, de que contraigas una ITS con la que podrías vivir el resto de tu vida. Una relación sexual también puede acercar o separar a una pareja, pero sobre todo, te cambia a ti, porque comienzas una etapa distinta de tu vida, en la que algunas cosas comenzarán a ser relevantes y otras dejarán de serlo. Sin duda, las relaciones sexuales, aunque de mayor importancia para unos que para otros, dan un giro a la existencia de las personas.

¿Qué tanto afecta a la salud no tener relaciones sexuales?

No tener relaciones sexuales no afecta de manera negativa tu salud. Por el contrario, si consideras que no estás listo(a) o que no es el momento adecuado para iniciar tu vida sexual en función de tus expectativas, tus valores y tu plan de vida, lo más saludable es no tenerlas. Si crees que estás listo(a), pero no has podido iniciar tu vida sexual o la iniciaste y después la interrumpiste por un tiempo, no te preocupes, tu salud no corre peligro.

¿Por qué no dan pláticas a personas mayores y a padres sobre sexualidad? ¿Por qué algunos abuelos y padres piensan que la educación de la sexualidad es obligación de la escuela?

Si los padres y otros adultos recibieran información relacionada con la sexualidad, en muchos países se cubrirían necesidades importantes de educación. De hecho, muchos papás reconocen que les da pena o que les hace falta información para tratar estos temas con sus hijos. Entonces, el temor a abordarlos los lleva a dejarles a otros (maestros, religiosos, médicos) la educación de sus hijos, aun cuando algunos adolescentes desearían también obtener la información de sus papás. Un modo de hacerles saber que te interesa platicar de esto es tocar el tema cuando estés con ellos (puedes empezar comentando una película o un artículo que hayas leído). Si lo haces con naturalidad, tus papás quizá se sientan menos tensos.

¿Por qué hay personas que se escandalizan con el sexo?

Esto tiene su origen en la educación que se imparte respecto de la sexualidad, pues generalmente se nos enseña que el sexo es algo prohibido o escandaloso. No hace falta siquiera que nos lo digan, basta con tratar de tocar el tema en ciertos momentos o ante ciertas personas, para darnos cuenta de que, casi siempre, parece estar fuera de lugar. Si desde muy pequeños recibiéramos una educación en la que nos hicieran ver que nuestra sexualidad siempre está presente en nuestra vida y que es algo natural, el tema se volvería bastante menos amenazante.

¿Cuáles son las diferencias entre sexo y sexualidad?

El sexo se refiere fundamentalmente a los aspectos biológicos del ser humano, es decir, a los aspectos femenino y masculino dados genéticamente.

La sexualidad involucra aspectos biológicos, psicológicos y sociales que adquieren significado en los individuos y que se expresan en todo aquello que los seres humanos somos, sentimos y hacemos a lo largo de nuestras vidas.

Siempre he sido irregular. ¿Tendré posteriormente problemas para embarazarme?

No necesariamente. Si continúas teniendo una menstruación irregular a los diecinueve o veinte años, acude al ginecólogo para que te ayude a regularizarla. Recuerda que no porque exista una diferencia de tres a cinco días entre una y otra menstruación quiere decir que eres irregular.

¿Cómo puedo saber si a mi chava le gusta cómo le hago el amor?

La única manera de saberlo es a través de la comunicación: preguntándoselo y compartiendo con ella tu inquietud.

¿Es bueno fingir el orgasmo a la hora de hacer el amor?

Fingir sentimientos o emociones, más que mentirles a otros, es mentirse a uno mismo, y una mentira no sólo es cada vez más difícil de sostener, sino que se vuelve verdaderamente incómoda. A veces por tratar de quedar bien con la otra persona posponemos el momento de platicar con ella y expresarle nuestro sentir. Si compartes con tu pareja lo que te gusta y lo que necesitas, pueden explorar juntos opciones que les permitan vivir más satisfactoriamente su relación.

¿Alguien puede tener relaciones por necesidad, sin amar a la pareja?

Para tener relaciones sexuales no necesariamente debe existir amor, ya que el sexo y el amor son cosas distintas. Algunas personas, sin embargo, prefieren tener encuentros sexuales con personas que aman, pues les resultan más satisfactorios.

¿Por qué se dice que el tamaño del pene no importa?

Porque se piensa que un pene más grande dará más satisfacción a la pareja, pero en realidad el placer sexual no tiene que ver con la longitud que tenga este órgano, ya que el sitio de la vagina donde la mujer experimenta mayor sensibilidad es, más o menos, en los primeros cinco centímetros de la entrada. Así, un pene que alcanza a cubrir esta área es adecuado para producir estimulación sexual vaginal. Además, para que una relación sexual sea más placentera, la penetración no basta; los juegos eróticos entre la pareja son importantísimos para lograr una buena excitación.

¿Qué pasa si mi pene está inclinado, es decir, si el frente lo tiene a la derecha?

Algunos varones tienen el pene ligeramente curvado hacia arriba, hacia abajo o hacia cualquiera de los lados. Esto no debe representar ningún problema, a no ser que dificulte la penetración sexual o cause dolor tener una erección, en cuyo caso convendría consultar a un urólogo.

¿Qué es el punto G y dónde está?

Se denomina punto G (o punto de Grafenberg, en honor al médico alemán que señaló primero su presencia, en 1950) a una región en la pared frontal de la vagina (entrando, como a dos o tres centímetros) que parece particularmente sensible a la estimulación. Cuando se toca o acaricia, algunas mujeres tienen la sensación de querer orinar, y si se sigue estimulando, se libera un líquido (una especie de eyaculación femenina). Todas las mujeres tienen una sensibilidad especial en esta zona, pero no todas tienen punto G, lo cual no significa que no sientan placer o no puedan llegar al orgasmo. Normalmente el punto G se estimula introduciendo los dedos en la vagina y haciendo presión hacia el frente (hacia el abdomen) mediante movimientos que pueden ser circulares y constantes.

¿Qué consecuencias existen en una relación sexual de tres personas a la vez?

Estar con otras dos personas a la vez puede ser una experiencia muy placentera para algunos, y aunque es una forma de relacionarse menos común que entre dos, hay quienes gustan de practicarla. Las consecuencias negativas, en todo caso, pueden ser de tipo biológico si alguno de los participantes tiene una ITS y no se protegen o no cambian el condón cuando hay penetración en diferentes personas o diferentes zonas del cuerpo.

Otra área que puede verse confrontada es la psicológica, ya que hay personas para quienes esto tendría consecuencias emocionales negativas, es decir, mientras que para algunos resultará una experiencia positiva, para otros puede parecer amenazante. Recuerda que el ejercicio de la sexualidad sólo es placentero y fuente de crecimiento personal si todos los que participan lo hacen por su propia voluntad y nadie es forzado, incluyéndote a ti.

¿Por qué el hombre algunas veces tiene deseos de estar con dos mujeres a la vez?

No sabemos si esto ocurre en todos los casos, sin embargo, sí sabemos que algunas personas (hombre y mujeres) tienen fantasías de estar con dos personas al mismo tiempo. Además, en nuestra cultura a los hombres se les enseña que es "más hombre" quien tiene mayor número de mujeres, es decir, cuenta más la cantidad que la calidad. Por otro lado, distintas personas experimentan deseos diferentes en cuanto a las relaciones sexuales, lo que hace que haya una multiplicidad de prácticas en los seres humanos.

¿Cuál es la zona "más erótica" del hombre?

Las zonas en las que cada hombre experimenta mayor placer (llamadas también zonas erógenas) varían de una persona a otra; no hay una zona específica en todos los hombres o en todas las mujeres que sea más sensible. Sin embargo, es importante decir que las zonas erógenas no están forzosamente relacionadas con los órganos sexuales, por ejemplo, el cuello, los hombros, las orejas, las nalgas, los pechos, los brazos y el abdomen son muy excitantes para muchas personas.

¿La primera vez duele?

La primera relación sexual es vivida por cada persona de manera diferente; hay mujeres a las que les duele y otras a las que no. El dolor en la primera relación sexual está relacionado, básicamente, con la tensión y el nerviosismo de ese momento, que hace que los músculos vaginales (y de todo el cuerpo) se contraigan y por tanto sea más difícil la penetración; por eso puede haber algo de dolor. También puede ocurrir que la lubricación vaginal no sea suficiente si no hay mucho juego previo (como caricias, besos, etc.) o si la mujer se siente ansiosa. Si tienes relaciones y sientes dolor, pídele a tu pareja que vaya más despacio o dense un poco más de tiempo para acariciarse y besarse.

¿Cuáles son las zonas erógenas?

Se entiende por zona erógena aquella parte del cuerpo en la cual se puede experimentar mayor placer sexual. De hecho, cualquier parte del cuerpo, no sólo los órganos sexuales, puede ser una zona erógena, ya que en todo el cuerpo podemos sentir placer. Pero no hay una parte del cuerpo en la que todas las personas sintamos lo mismo. Para algunos, el cuello o los hombros son las partes más sensibles, mientras que para otros lo son los pechos, las nalgas, los muslos, etcétera.

CAPÍTULO 7

DISFUNCIONES SEXUALES

La expresión *disfunción sexual* implica una alteración persistente en el funcionamiento de la respuesta sexual de una persona. Esto significa que es natural que ocurra una "falla" ocasional y, por lo tanto, para diagnosticar una disfunción se ha de tomar en cuenta la "historia sexual" de la persona, tanto de manera individual como en pareja.

Las disfunciones sexuales son alteraciones que producen en las personas un sufrimiento silencioso a causa de los tabúes y prohibiciones para la expresión de la sexualidad; en la mayoría de los casos los individuos con disfunción sexual se sienten aislados y no le informan al médico qué es lo que les sucede.

Una clasificación muy útil de las disfunciones es la que se basa en las alteraciones (de incremento o decremento) que ocurren en cada una de las fases de la respuesta sexual humana (fase de estímulo sexual efectivo, excitación, meseta, orgasmo, resolución y periodo refractario o de no respuesta).

DISFUNCIONES DE LA FASE DE ESTÍMULO SEXUAL EFECTIVO

Apatía sexual: Ocurre cuando una persona no siente deseos de tener relaciones sexuales con su pareja después de haberlas tenido habitualmente. Esto es común en parejas que llevan conviviendo mucho tiempo.

Disritmia sexual: Ocurre cuando entre los integrantes de una pareja hay diferencias con respecto a la frecuencia con que se desean las relaciones sexuales. Esta disfunción no necesariamente aparece después de un lapso prolongado, puede establecerse desde la formación de la pareja.

DISFUNCIONES DE LA FASE DE EXCITACIÓN

Falta de lubricación: Esta disfunción provoca una penetración vaginal incómoda o dolorosa para las mujeres que la padecen. Sin embargo, una disfunción en esta fase no implica disfunciones en otras; por ejemplo, una mujer que no tiene lubricación pero que sí llega al orgasmo.

Disfunción o incompetencia eréctil: Es la incapacidad de obtener una erección adecuada, que se presenta en un individuo desde siempre impidiéndole la realización del coito. Se considera también incompetencia a una erección que no permite la penetración coital, o cuando existe la imposibilidad de sostener la erección para penetrar.

La incompetencia eréctil secundaria tiene las mismas características fisiológicas de la anterior, sólo que aparece en algún momento específico de la vida del individuo, después de haber tenido un desempeño sexual satisfactorio.

En este caso no existe una falta de deseo sexual; por el contrario, en términos generales existe el deseo, pero hay incapacidad física o falta de respuesta eréctil.

DISFUNCIONES DE LA FASE DE MESETA

Eyaculación precoz: Sucede cuando el hombre eyacula involuntariamente antes de la penetración vaginal o casi en el mismo instante de la penetración.

Incompetencia eyaculatoria: Consiste en la imposibilidad para eyacular aun cuando existen deseo y erección adecuados.

DISFUNCIONES DE LA FASE DE ORGASMO

En esta fase, la disfunción más común es la *anorgasmia.* Tanto en la mujer como en el hombre, la disfunción orgásmica o anorgasmia es la imposibilidad para alcanzar un orgasmo. Puede clasificarse en primaria (si una persona nunca en su vida ha tenido orgasmos) y secundaria (alguien en cierto momento de su vida, aun si antes ha gozado de un desempeño sexual satisfactorio, no puede tener orgasmos).

Otra disfunción relacionada con esta fase es la llamada *preorgasmia,* que les ocurre a mujeres que, después de estar excitadas y presentar lubricación, cuando el orgasmo se aproxima sienten que se "desconectan" o que pierden la excitación. Esta "desconexión" impide que alcancen el orgasmo.

Es muy importante recordar que para diagnosticar una disfunción, las señales tienen que presentarse recurrentemente (no sólo ocasionalmente) y ser molestas para quien las vive.

DISFUNCIONES DE LA FASE DE RESOLUCIÓN

Esta fase de la respuesta sexual humana es básicamente el retorno a las condiciones basales, y más que disfunciones lo que existe es una gran variedad de respuestas; por ejemplo, los hombres y mujeres cuya fase de resolución es lenta y prolongada a pesar de haber tenido uno o varios orgasmos, o los hombres que aun después del orgasmo y la eyaculación tardan en perder la erección.

DISFUNCIONES DE LA FASE REFRACTARIA

Aunque no es propiamente una disfunción, el periodo refractario (la etapa en la que una persona no reacciona ante un estímulo sexual) se prolonga con la edad.

Existen también otras disfunciones que no son específicas de alguna fase. Una, exclusiva de la mujer, es el *vaginismo,* situación en la que se presentan contracciones dolorosas en la vagina que impiden la penetración.

La dispareunia, que puede presentarse en ambos sexos, es la relación coital dolorosa y generalmente se debe a infecciones de las vías urinarias.

FACTORES CAUSALES DE LAS DISFUNCIONES

Cuando hablamos de causas de las disfunciones sexuales, es necesario considerarlas desde un punto de vista biológico, psicológico y social.

Las causas biológicas u orgánicas son de tres tipos: naturales (como los cambios que suceden en la vejez; por ejemplo, tardar más en responder a un estímulo sexual), patológicas (por enfermedades) y las iatrogénicas (como los efectos secundarios de ciertos medicamentos).

Entre las causas psicológicas de las disfunciones sexuales se abordan los problemas de pareja y de personalidad.

Por último, en las causas sociales se incluyen aspectos como la represión y los tabúes que, por ejemplo, en muchas ocasiones producen una represión tal de la sexualidad en la mujer, que la llevan a la anorgasmia.

TERAPIA DE LAS DISFUNCIONES SEXUALES

En la terapia sexual se conjuntan cinco elementos: educación sexual, consejo matrimonial, psicoterapia, terapia conductual y tratamientos físicos o ayudas mecánicas, y sólo profesionales en sexología la pueden llevar a cabo.

¿A qué se debe la frigidez en las mujeres?

La mal llamada "frigidez" puede referirse a la falta de deseo o de orgasmo en la mujer. Sus causas son múltiples; puede deberse a factores biológicos (la menor parte de las veces) como enfermedades, utilización de fármacos o drogas, intervenciones quirúrgicas o procesos fisiológicos como el embarazo y la vejez. También pueden intervenir factores psicológicos, como los rasgos de carácter que influyen en el desempeño sexual, la tensión o ansiedad ante la sexualidad o la culpa o la vergüenza. Los factores socioculturales y educativos tienen un papel primordial, pues la educación llena de prejuicios y mitos con respecto a la sexualidad es origen de gran parte de las disfunciones sexuales en mujeres y hombres. En ocasiones, las disfunciones son causadas por desequilibrios y problemas en la pareja.

Mi novio y yo somos vírgenes. El día en que decidimos tener relaciones sexuales, el pene perdió la erección al ponerle el condón y ya no se pudo volver a poner erecto. ¿Qué pasó? ¿Qué podemos hacer?

Lo que les pasó les sucede a muchas parejas, ya sea la primera vez o más adelante. El nerviosismo o la ansiedad (quizá por ser la primera vez para ambos) pueden ser la causa de la disminución de la excitación sexual. Por otro lado, la preocupación de los dos por haber perdido la erección y por tratar de recuperarla seguramente hicieron que aumentara la tensión. Esta tensión y preocupación por lograr algo hace que se interrumpa la capacidad de percibir las sensaciones físicas necesarias para lograr la excitación. La próxima vez traten de alargar el momento previo a la penetración; concéntrense en las caricias y en sentirse a gusto el uno con el otro para que poco a poco vayan perdiendo el miedo y se sientan menos nerviosos. Tal vez puedan planear sesiones de caricias y besos, solamente, sin tener que sentirse presionados por llegar al coito. Conforme se sientan más seguros, podrán ir avanzando a su ritmo.

¿Qué puedo hacer para no eyacular tan rápido cuando tengo relaciones sexuales con mi pareja?

Hay una técnica (puede ejercitarse solo o con la pareja) que consiste en estar muy pendiente de tus sensaciones para detectar el momento en que sientes que "ahí viene" la eyaculación; en ese momento, detén cualquier estímulo, descansa un ratito y reanuda las caricias. Cuando esto se practica muchas veces se empieza a controlar la eyaculación. Siempre es mejor que sea un especialista quien guíe estos ejercicios para que indique la manera correcta de llevarlos a cabo. La terapia que enseña al hombre cómo ejercer control sobre su proceso de eyaculación tiene éxito en noventa y cinco por ciento de los casos y no requiere muchas sesiones con el terapeuta.

¿Qué es la eyaculación precoz?

La eyaculación es la expulsión del semen por el pene y se dice que un hombre padece eyaculación precoz cuando al estar con una pareja eyacula rápidamente sin dar tiempo a que la mujer disfrute la relación coital. No es importante medir el tiempo que tarda en llegar la eyaculación, sino qué tan insatisfecha queda la pareja. Por otro lado, muchas mujeres, sin importar el tiempo que dure la penetración, no logran llegar al orgasmo si no es mediante la estimulación con la mano o la boca, lo cual se puede hacer antes o después de la penetración.

He intentado tener relaciones coitales con mi pareja pero me pongo muy nerviosa y me duele. Ni siquiera he conseguido tener una penetración parcial o con un dedo. ¿Podría ser vaginismo?

Para determinar por qué sientes dolor sería conveniente que acudieras con un ginecólogo a fin de descartar cualquier infección u otro problema orgánico. Por otra parte, es importante que sepas que al inicio de su vida sexual algunas mujeres se ponen nerviosas, y como no hay la lubricación adecuada, la penetración suele causarles dolor. Lo mejor es tener relaciones sexuales en un ambiente tranquilo y relajado, sin prisas. Con tu pareja o a solas, puedes empezar acariciándote tú e ir descubriendo cómo te gustan las caricias y en dónde; después, puedes intentar introducir un dedo en tu vagina y luego dos o más conforme te vayas sintiendo más a gusto. No te presiones para tener relaciones sexuales o una penetración, ya que esto sólo incrementará tu angustia y será más difícil que la experiencia sea placentera. Si todo esto no te ayuda, sería bueno que consultaras a un sexólogo.

Mi vida sexual empezó hace poco y no he podido eyacular penetrando a mi pareja, sólo masturbándome, pero si ella me masturba tampoco funciona. ¿Cómo puedo solucionar este problema?

Seguramente existe un bloqueo psicológico que no permite que se desencadene el reflejo eyaculatorio. Este bloqueo puede ser resultado de que te sientes nervioso o angustiado, quizá quieres quedar bien y resulta todo lo contrario. En la medida en que te permitas estar más relajado en compañía de tu pareja y te dejes llevar por las sensaciones placenteras que surgen en la relación, tendrás mayores probabilidades de eliminar este bloqueo. Cuando tú te masturbas, tienes control sobre el tipo de caricias que más te estimulan, cosa que tu pareja no tiene, por lo que es muy importante que le digas cómo deseas ser estimulado cuando ella te acaricia. Naturalmente, si esto falla, busca ayuda.

¿Por qué cuando mi novio y yo acabamos de tener relaciones sexuales termino adolorida y con ardor en la zona genital? ¿Con qué lo puedo remediar?

El dolor o ardor en la zona de la vulva puede ser motivado por la fricción con el pene durante la penetración, aunque si es cotidiano y permanente sería conveniente descartar cualquier posible origen infeccioso, y para ello debe revisarte un ginecólogo. El dolor también puede deberse a una falta de lubricación en tu vagina o a una penetración muy agresiva; platica con tu novio sobre cómo y dónde te gusta que te toquen y en qué posición o con qué ritmo prefieres la penetración.

Una vez estuve con una pareja y no sé qué pasó, pero mi erección se fue y no pude volverla a tener. Me da miedo que me pase lo mismo al estar con otra persona

Lo más posible es que estés entrando en un círculo vicioso en el que te preocupas de antemano por algo que no quisieras que se repitiera; esto te provoca ansiedad y ésta sí puede alterar tu respuesta sexual. Episodios incómodos como el tuyo son conocidos por un gran número de hombres, y aquellos que no los toman con preocupación sino como resultado de la fatiga, el estrés, las tensiones, etc., generalmente no tienen mayores problemas. En cambio, los que se vigilan a sí mismos en todo momento y quieren ser perfectos en cada relación sexual tienden a generar mayor ansiedad y, con ella, alguna disfunción, misma que deberá atenderse con apoyo terapéutico. Date la oportunidad de vivir tranquilo esos momentos y disfrutar al máximo la relación, simplemente sintiendo y dejándote llevar.

Tengo veintidós años y sólo he tenido dos experiencias sexuales; cuando estamos acariciándonos mi novia y yo, me excito y mi pene se pone erecto, pero al tratar de penetrarla mi erección baja. Pienso que es por dormir poco, tomar mucho y fumar. Quisiera también saber si hay algún medicamento, ejercicio o comida que me pueda ayudar

Sin duda el alcohol, la fatiga, el estrés y otros factores externos pueden incidir en una erección incompleta. Si esto es la causa, no es aconsejable recurrir a ningún medio externo para lograr una erección completa, bastará con permitirle a tu organismo actuar y disfrutar del momento en circunstancias propicias (durmiendo y comiendo bien, por ejemplo). No existen comidas ni ejercicios milagrosos, y en cuanto a medicamentos, seguramente has oído hablar del Viagra o Cialis; sin embargo, su consumo requiere un estricto control médico, además de que sólo se usa para casos de impotencia eréctil con orígenes muy definidos.

Tengo veinte años y desde hace aproximadamente un año tengo relaciones sexuales con mi novio. Al principio me excitaba bastante, aunque éramos algo torpes porque no nos acoplábamos bien. Con el tiempo él aprendió a tocarme, pero sólo he tenido orgasmos cuando me estimula manualmente o cuando yo misma froto su pene contra mi clítoris, nunca cuando me penetra. ¿Tengo algún problema?

No, muchas mujeres están en tu caso. Es común que la penetración no sea suficiente para que la mujer logre el orgasmo, ya que la estimulación que el pene produce dentro de la vagina no es sobre las partes más sensibles, que son el clítoris y la cara anterior de la vagina. Lo más importante no es lograr un orgasmo a través de la penetración, sino sentirte satisfecha y a gusto después de un encuentro sexual, y eso parece que lo estás logrando exitosamente.

Tengo veintidós años y estoy pasando por una depresión, pues la primera vez que hice el amor fue con una prostituta porque tenía la presión de mi padre, más que ganas de hacerlo. Siempre lo he hecho con prostitutas y no me han complacido en ningún momento, al contrario, me siento mal. ¿Cuál es la solución?

Cuando se tienen relaciones sexuales como resultado de la presión externa (de tus amigos o incluso de tus hermanos mayores, padres o maestros), se corre el riesgo de que nos arrepintamos o sintamos mal con esta decisión. Cada quien tiene expectativas diferentes sobre la pareja y la intimidad sexual; por lo tanto, sólo uno mismo sabe qué necesita para sentirse a gusto y qué momento es el más indicado para vivir cada cosa. Nadie debe obligarte a hacer algo que no deseas o que va en contra de tus principios o ideas; ni siquiera tú debes forzarte a hacer cosas como tener relaciones sexuales sólo por cumplir con un requisito o por quedar bien con alguien. Por otro lado, muchas personas han vivido experiencias no del todo agradables en el terreno sexual, sobre todo cuando se trata de la famosa "primera vez", lo cual no significa que todos tus encuentros sexuales tengan que ser como el primero o ser desagradables. Es importante aprender de las malas experiencias y, en este caso, saber que habrá otros encuentros que pueden ser muy satisfactorios y excitantes.

Tengo veintitrés años y he tenido relaciones sexuales, pero no he experimentado ningún orgasmo. A veces pienso que lo voy a lograr, pero me pongo tensa y pierdo la sensación; creo que es por temor a perder el control sobre mis funciones corporales. ¿Qué puedo hacer? ¿Les ocurre esto a otras mujeres?

No te alarmes. El temor a perder el control sobre su cuerpo es algo que afecta a muchas mujeres y no sólo se debe a la falta de experiencia, sino al nivel de confianza que se tiene en la persona con la que están. Se puede tener miedo a parecer poco atractiva como resultado de la tensión muscular de la cara en los momentos que preceden al orgasmo; puede temerse perder el control de la vejiga o de los intestinos o simplemente miedo a parecer ridícula. Por otro lado, muchas mujeres, sobre todo en las primeras relaciones sexuales, no son orgásmicas inmediatamente. Cualquier persona necesita aprender a conocerse para saber qué la excita y qué la ayuda a obtener orgasmos, y luego poder compartir esta información con su pareja (como pedirle que la acaricie de tal o cual manera). La masturbación puede ser una manera de aprender sobre nuestra propia respuesta sexual. La próxima vez que tengas relaciones sexuales, trata de comenzar estando más relajada (puedes darte un baño o pedirle a tu pareja que te dé un masaje) y evita que te invadan pensamientos distractores. No te presiones y disfruta la relación; recuerda que esta "pérdida de control" es parte importante de la satisfacción y el placer que nos dan la excitación y el orgasmo.

CAPÍTULO 8

LO NORMAL EN SEXUALIDAD. PREFERENCIA GENÉRICA O SEXUAL. HOMOSEXUALIDAD, BISEXUALIDAD, HETEROSEXUALIDAD

Seguramente has escuchado que ciertos comportamientos referidos a la sexualidad se clasifican como "normales" o "anormales", y quizá también te has preguntado cuáles son los criterios para clasificarlos así o si algo que haces es aceptable o no. La realidad es que estos criterios han cambiado mucho a lo largo de la historia y son distintos para cada cultura y sociedad.

Así, lo "normal" tiene que ver con los valores de una sociedad y, si queremos entender los valores actuales de un país en materia de sexualidad, tenemos que ver de dónde vienen y cómo se originan.

Si viajáramos en el tiempo cinco mil años atrás y nos ubicáramos en el antiguo pueblo hebreo, encontraríamos que este grupo humano estaba amenazado de exterminio por sus vecinos. Debido a esta amenaza, los hebreos establecieron una serie de leyes que hacían que toda la sexualidad se centrara en la reproducción; la lógica de este pensamiento es que un pueblo con muchos individuos es más difícil de exterminar que uno que tiene pocos pobladores.

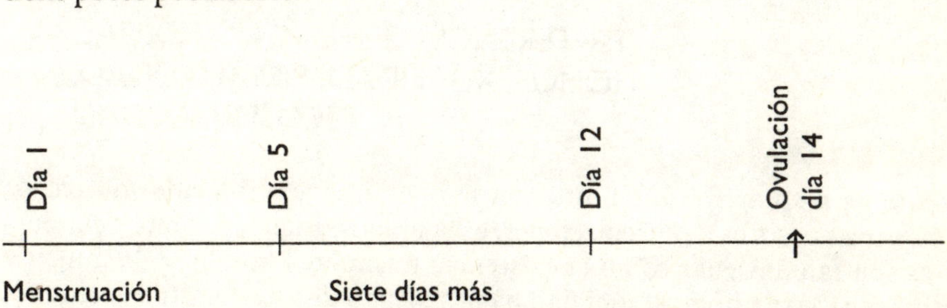

FIGURA 8.1

Por ejemplo, una ley hebrea dice que una mujer que está menstruando es "impura" y ningún hombre puede tocarla no sólo mientras menstrúa sino incluso siete días después de terminar la menstruación. Como se muestra en la figura 8.1, cuando el esposo se puede acercar a la mujer, ella está muy cerca de la ovulación, que es cuando puede quedar embarazada.

Otra ley que apoya la reproducción es la que dice que un hombre comete un grave pecado si "desperdicia" su semen, es decir, si se masturba o eyacula en cualquier lado (la boca, el ano o incluso en otro hombre) que no sea una vagina.

Tal vez te preguntes: "¿Y qué tienen que ver los hebreos de hace cinco mil años con nosotros?" Pues simple y sencillamente porque hoy en muchos países de habla hispana impera una "ideología judeocristiana", lo que quiere decir que, sin importar a qué religión se pertenezca, la ideología social generalizada es la que asocia la sexualidad con la reproducción. Pensemos en muchos comportamientos y prácticas sexuales que se consideran malos, nocivos o pecaminosos, y nos daremos cuenta de que ninguno "sirve" para fines reproductivos, como la masturbación, el coito anal, las caricias de boca a órganos sexuales y la homosexualidad.

Sin embargo, en la actualidad muchas personas practican la sexualidad con el propósito de sentirse bien, de expresar y sentir amor y placer, y no sólo pensando en reproducirse. Vemos, pues, que los valores predominantes no son acordes con lo que la mayoría de la gente hace.

Muchos afirman que algunos de estos comportamientos son *anormales*, pero la palabra "anormal" se usa más para expresar que algo es "malo" o que no nos gusta. Por lo tanto, cuando escuchamos o decimos que algún comportamiento sexual es "anormal" en realidad se está expresando que lo consideramos malo (¿porque no sirve para la reproducción?) o que no nos gusta. Por ello muchos profesionales de la sexología rechazan usar términos como *normal* o *anormal.*

PREFERENCIA GENÉRICA O SEXUAL. HOMOSEXUALIDAD, BISEXUALIDAD, HETEROSEXUALIDAD

El tema sexológico que, junto con la masturbación, ha sido motivo de múltiples escritos y especulaciones, es la homosexualidad. Ambas conductas son tan antiguas como la existencia misma del hombre y la mujer, y sin embargo, la homosexualidad ha provocado diversas actitudes a través de la historia en distintos grupos sociales y culturales. En nuestra cultura occidental de origen judeocristiano, se ha intentado suprimir esta expresión sexual por considerarla pecaminosa y merecedora de castigo; incluso los legisladores de algunos países la han tipificado como delito. En otros países no constituye un crimen, sin embargo, los cuerpos policiacos la reprimen y persiguen con propósitos de extorsión, y muchos profesionales de la psicología y la psiquiatría la han "etiquetado" como enfermedad mental, intentando curarla (a pesar de que en 1973 la American Psychiatric Association eliminó la homosexualidad de su *Manual de diagnóstico y clasificación de enfermedades mentales* o *DSM* y agregó una categoría de alteraciones de la orientación sexual para incluir ahí a quienes su orientación sexual les creaba conflictos). En realidad, perseguir o etiquetar de perversión a la homosexualidad no ha disminuido su prevalencia, pero sí infundido sentimientos de culpa, inadecuación y estigmatización en las personas que muestran esta preferencia genérica.

Una definición de homosexualidad puede ser "la mayor atracción preferencial para relacionarse afectiva o eróticamente con personas de nuestro mismo género". Alfred Kinsey propuso que mujeres y hombres se colocan siempre en algún punto de un continuo hetero-homosexual. Kinsey y sus colaboradores lo expresaron en una gráfica de siete columnas numeradas de cero a seis y cruzadas por una diagonal del uno al cinco [véase la figura 8.2].

En esta gráfica, colocaron en la columna cero a los individuos exclusivamente heterosexuales, y en la seis a las personas exclusivamente homosexuales.

En la columna uno se ubicó a los heterosexuales que habían tenido

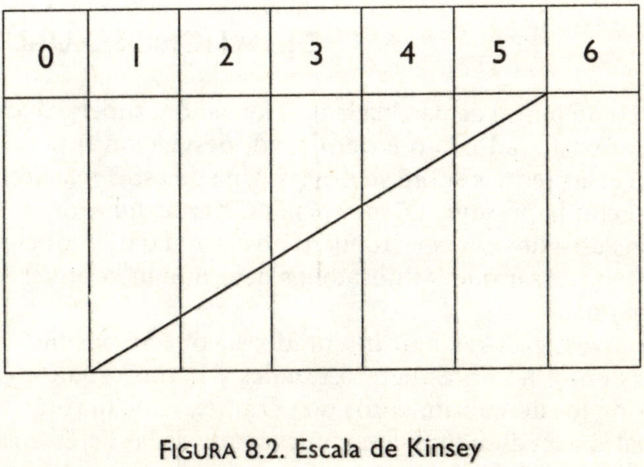

FIGURA 8.2. Escala de Kinsey

muy poca actividad homosexual; en la dos, a los heterosexuales cuya actividad homosexual había sido mayor, y en la columna tres, a las personas cuya actividad sexual era por igual heterosexual y homosexual, conocidos como bisexuales; en la cuatro ubicaron a los homosexuales con menor actividad heterosexual, y en la cinco a los homosexuales que habían tenido muy poca actividad heterosexual.

Hoy se sabe también que haber tenido o no experiencias eróticas con personas de nuestro mismo género o del otro género no nos clasifica como homosexuales o heterosexuales. De hecho, la atracción constituye el mejor punto de referencia. Esto significa, por ejemplo, que una mujer que sólo ha tenido relaciones sexuales con hombres puede ser homosexual si decide que quienes realmente le atraen son las mujeres. Del mismo modo, un hombre que ha tenido un experiencia homosexual, no lo es si quienes le atraen en realidad son las mujeres.

En cuanto a la prevalencia de la homosexualidad, Kinsey y colaboradores [1948] encontraron que cuatro por ciento de los sujetos habían sido exclusivamente homosexuales a partir de la pubertad, diez por ciento fueron predominantemente homosexuales durante tres años por lo menos entre las edades de dieciséis a cincuenta y cinco años, y treinta y siete por ciento tuvieron al menos una relación homosexual después de la pubertad. En lo que respecta a las mujeres, Kinsey encontró homosexualidad sólo en cincuenta por ciento en relación con la actividad masculina.

Una encuesta efectuada por la Universidad de Northwestern recientemente entre la población estadounidense revela que 4.5 por ciento de los hombres y 5.6 por ciento de las mujeres se interesarían en tener relaciones sexuales con una persona de su mismo género.

TEORÍAS SOBRE EL ORIGEN DE LA HOMOSEXUALIDAD

Tomando como punto de partida la opinión, ahora superada, que considera la homosexualidad como enfermedad, desviación o perversión, han surgido diversas teorías sobre su origen. Una de éstas relaciona la homosexualidad con la presencia o ausencia de ciertas hormonas. Se han hecho muchos estudios al respecto, pero no existen datos concluyentes que nos permitan pensar que las hormonas determinan la preferencia sexual de una persona.

Otros investigadores han intentado encontrar posibles diferencias anatómicas entre hombres heterosexuales y homosexuales. Como en el caso anterior, los descubrimientos no permiten concluir que las personas homosexuales sean diferentes anatómicamente de las heterosexuales.

También se ha pensado que las personas homosexuales o bisexuales tienen conflictos familiares que pudieran relacionarse con su preferencia; hay quienes especulan que tal vez tenga que ver con conflictos con la madre y quienes dicen que es más bien con el padre. Dos investigadores, Alan Bell y Martin Weinberg, concluyeron, después de una exhaustiva investigación, que no hay ningún factor en el desarrollo de una persona que sea causante de la homosexualidad.

Recientemente se ha comenzado a buscar el origen genético de la homosexualidad, y algunos estudios han mostrado que la homosexualidad masculina podría estar determinada por un gen que se encuentra en alguno de sus cromosomas (las mujeres nacen con cromosomas XX y los hombres con cromosomas XY).

Aún no se tienen resultados definitivos de estos estudios, y si la homosexualidad tuviera un origen genético, no significaría que se trata de una enfermedad o padecimiento; de origen genético son también muchos elementos humanos que sólo reflejan la variabilidad de la especie, como el color de los ojos, del pelo, de la piel o tener el cabello lacio o rizado.

Varios países ya han aceptado legalmente la unión de personas del mismo sexo y son muchas las organizaciones que apoyan a personas con esta preferencia. Por último, es importante establecer la diferencia entre homosexualidad y dos estados que suelen confundirse con ella: el travestismo y el transexualismo.

El travestista es el que obtiene placer (no sólo de tipo erótico-sexual) usando ropa, accesorios, lenguaje, etc., considerados propios del otro sexo en una sociedad y en un momento determinado. Una persona travestista puede ser heterosexual u homosexual.

Las personas transexuales se identifican con un género que no es el mismo que el de los órganos sexuales con que nacieron. Es decir, una persona que nació con características físicas sexuales masculinas pero que se siente mujer o viceversa.

Las personas transexuales se sienten "atrapadas" en un cuerpo que no les corresponde y para ellas es una necesidad cambiar el aspecto de su cuerpo a través de medios hormonales y quirúrgicos para que corresponda a su convicción psicológica.

En resumen, podemos considerar que cada día, tanto desde una perspectiva histórica, como social y psicológica, la homosexualidad no es sino una clara ilustración de la enorme variabilidad que tenemos los seres humanos.

PREGUNTAS

Siento atracción por personas de mi mismo sexo y he tenido relaciones sexuales con algunas. Tengo dieciséis años y no quiero ser homosexual. No sé qué hacer...

Algunos estudios sobre experiencias homosexuales señalan que tres de cada cuatro hombres han tenido, por lo menos una vez en su vida, alguna práctica homosexual, la mayoría de los casos en la adolescencia, y esto no quiere decir que estos individuos sean homosexuales.

Durante la niñez y la adolescencia se considera que existen experiencias y prácticas homosexuales que sirven para reconocer nuestros propios cuerpos y los de los demás, así como nuestras sensaciones y las que podemos generar en los otros.

Es importante recordar que, al hablar de preferencias sexuales, no basta con mencionar las experiencias eróticas que se han tenido, pues lo esencial es saber quién nos atrae: hombres, mujeres o ambos. Esto es algo que puedes ir descubriendo con el tiempo.

En caso de que tu malestar persista, o si así lo quisieras, sería de ayuda acudir con un terapeuta que tenga conocimiento sobre aspectos de sexualidad.

¿Cómo se puede explicar la homosexualidad?

Es el gusto o la preferencia para relacionarse afectiva o eróticamente con personas del mismo género. A la homosexualidad femenina se le llama *lesbianismo*.

¿Un homosexual puede volverse heterosexual?

Mucha gente aún cree, por falta de información adecuada al respecto, que la homosexualidad es una enfermedad que puede curarse o contagiarse. La preferencia sexual no se aprende ni se enseña. Ninguna persona decide por quién se sentirá atraído ni cómo cambiar esta atracción. Las personas homosexuales o bisexuales no pueden cambiar su preferencia, tampoco los heterosexuales.

Por otro lado, a lo largo de nuestra vida, sí podemos ir definiendo poco a poco nuestra preferencia, y alguien que alguna vez creyó que era heterosexual puede descubrir que en realidad es bisexual u homosexual. Esto no significa que *haya cambiado,* sino que sólo descubrió su verdadera preferencia u orientación sexual.

¿Hasta qué edad puede uno saber su preferencia sexual?

No existe una edad precisa para que alguien pueda saber o descubrir su preferencia sexual. Hay personas que se dan cuenta desde el inicio de la adolescencia y otras lo descubren en diferentes etapas de la edad adulta, e incluso de la vejez.

Muchas personas homosexuales recuerdan haberse sentido diferentes desde que eran niños, sin embargo, no podían darle una explicación a esa sensación. Por eso es hasta la adolescencia cuando alguien puede empezar a relacionar su atracción por personas de su mismo género con el hecho de tener una preferencia homosexual o bisexual.

He tenido relaciones sexuales con dos novias, pero me excitan un poco los hombres. ¿Soy bisexual?

La preferencia sexual sólo la puede determinar la persona que la vive, nadie más te puede decir lo que eres o sientes. Ser bisexual significa sentirse atraído tanto por hombres como por mujeres, y esto no implica que las personas con esta preferencia no puedan establecer relaciones monógamas con cualquiera de los dos, es decir, estar solamente con un hombre o con una mujer. Algunos de ellos deciden relacionarse con ambos al mismo tiempo, pero esto no es una necesidad propia de la preferencia.

Te aconsejaría que no te presionaras y te dieras tiempo y oportunidad de descubrir lo que realmente te atrae; si esto te angustia o te preocupa, quizá sea útil hablar con algún profesional, de preferencia un sexólogo o alguien con preparación en el área de la sexualidad.

¿Cómo tienen relaciones los homosexuales?

Las personas homosexuales, tanto hombres como mujeres, establecen relaciones de pareja de acuerdo con sus expectativas y necesidades, como lo hacen también las personas heterosexuales.

Muchas de las cosas que suceden en las relaciones sexuales entre un hombre y una mujer suceden también entre dos hombres o dos mujeres; esto incluye tocamientos, caricias, besos, penetración vaginal y anal, penetración con los dedos, sexo oral, entre otras. Algunas personas homosexuales (y heterosexuales) gustan de usar juguetes sexuales como dildos (penes de plástico) o vibradores.

¿Es normal que en escuelas de puras mujeres haya lesbianas?

La proporción de mujeres que tienen relaciones con mujeres es desconocida, pero es lógico suponer que mientras más mujeres existan en un lugar, mayor será el número con preferencia homosexual. Las mujeres homosexuales o lesbianas forman parte importante de nuestra sociedad, y en una escuela de mujeres, al igual que en una mixta, seguramente habrá personas con preferencia homosexual.

Por otro lado, existe un mito muy arraigado de que la homosexualidad femenina sólo existe por la ausencia de un hombre. Esto explicaría la creencia de muchas personas de que en un lugar lleno de mujeres, a falta de hombres, se deben de dar muchas más relaciones lésbicas. En realidad, las mujeres que se sienten atraídas por otras mujeres viven esta preferencia aunque se encuentren rodeadas de hombres.

¿Cómo puedo identificar a los homosexuales varones?

Tal vez lo que quieres saber es si es posible darse cuenta de que una persona es homosexual simplemente con observarla o tratarla un poco.

La respuesta es que, a menos que se le pregunte, es imposible asegurar si una persona tiene una preferencia homosexual, bisexual o heterosexual.

No existen indicadores o diferencias anatómicas características de ninguna preferencia, estilos de vestir o de hablar ni oficios. Sin embargo, se ha estereotipado a los hombres que visten o se comportan de maneras consideradas socialmente femeninas. La realidad es que los hombres homosexuales, tanto como los heterosexuales o bisexuales, son diferentes entre sí y nada caracteriza social o físicamente a una preferencia. De hecho, un hombre que socialmente puede ser considerado más femenino o delicado (y que se ajusta al estereotipo homosexual) podría ser, en realidad, heterosexual.

¿Qué tan malo es tener relaciones sexuales gay?

Las relaciones sexuales no se pueden catalogar como buenas o malas, ya que este juicio concierne solamente a la persona que decide tenerlas. Para mucha gente, las relaciones entre personas del mismo género son muy válidas mientras éstas se lleven a cabo entre personas que lo consientan y sin el uso de la fuerza o la violencia. Para otras, las relaciones homosexuales implican romper principios establecidos (por ejemplo, por su religión) y las juzgan inapropiadas.

La mayoría de los profesionales de la salud (psicólogos, sexólogos, médicos, etc.) están de acuerdo en que estas relaciones no son anormales o enfermas, como alguna vez se creyó. Las cosas negativas que se dicen acerca de la homosexualidad todavía hoy, generalmente están basadas en una evidente falta de información y en prejuicios, lo que genera la creación de mitos alrededor del tema.

Mi novia se está volviendo lesbiana. ¿Qué puedo hacer?

La homosexualidad no es una enfermedad ni algo que se aprenda. Ninguna persona cambia repentinamente de preferencia sexual. Nadie puede cambiar la preferencia de otra persona, ni los médicos ni los psicólogos ni la persona que lo vive, por lo tanto, nadie puede "cambiar" de la heterosexualidad a la homosexualidad ni viceversa. Lo que sí puede ocurrir es que una persona, en un momento determinado de su vida, descubra su atracción por personas de su mismo género y esto puede estarle sucediendo a tu novia. Este proceso es diferente para cada persona, pero igualmente respetable. Yo te recomendaría que, para aclarar tus dudas, mejor platicaras con ella de esta situación y le expresaras tus inquietudes.

¿Cuáles son las definiciones de homosexual, heterosexual y bisexual?

Homosexual es aquella persona, hombre o mujer, que siente atracción por las personas de su mismo sexo.

Heterosexual es aquella persona, hombre o mujer, que siente atracción por personas del otro sexo.

Bisexual es aquella persona, hombre o mujer, que siente atracción por hombres y mujeres.

Esta atracción, en todos los casos, no implica tener un contacto físico o sexual, es decir, cualquier persona puede ubicarse en cualquier preferencia sin haber tenido relaciones sexuales con nadie y basándose solamente en el tipo de atracción que siente por otras personas (ya sea por hombres o por mujeres).

¿Es normal que las nalgas de un hombre me atraigan? (Yo soy hombre.)

En nuestra cultura se ha tomado como sinónimo de homosexualidad el que los hombres reconozcan la belleza de otros hombres. Por eso, muchos no manifiestan su opinión, pues temen el rechazo o la violencia.

El hecho de que socialmente se reprima que los hombres hablen de la belleza o el cuerpo de otros no significa que sea algo que no pueda ocurrir. En cuanto a lo que es "normal" o "anormal" en términos de la sexualidad, nos topamos con muchas trabas para poder definirlo, pues ambos resultan términos muy ambiguos. Es decir, lo que para algunas culturas o algunas personas puede resultar normal, para otras no lo es. Por otro lado, como cada persona es distinta, es imposible que todos tengamos los mismos gustos o costumbres. Te aseguro que a muchos otros hombres, como a ti, las nalgas de otros hombres les parecen atractivas; quizá muchos nunca lo confiesen por pena, mientras que a otros no les parece que esta atracción sea un tabú o algo indebido o desagradable.

Soy lesbiana y he tenido relaciones con una mujer. ¿Puedo contagiarme de sida?

Sí, recuerda que si existe cualquier intercambio de fluidos corporales con una persona portadora del VIH, es posible que lo transmita. Entre mujeres, el índice de contagio es menor que entre heterosexuales, pero existe. Por eso, es conveniente que cuando tengas relaciones sexuales con una pareja que no sabes si está infectada, protejas tus manos con guantes (también con un condón puedes cubrir tus dedos), y si vas a realizar el sexo oral, cubre la vulva (puedes usar plástico autoadherente, como el que se usa para cubrir los alimentos).

Por otro lado, hay infecciones de transmisión sexual más comunes entre mujeres lesbianas, y también muy serias, como las provocadas por el virus del papiloma humano y la *Candida albicans*.

¿Qué es el hermafroditismo?

Es una condición en la cual una persona nace con testículos y ovarios (órganos internos), independientemente de cómo sean sus órganos sexuales externos. En cuanto a los órganos sexuales externos, es raro que una persona nazca con ambos tipos de órganos y estén desarrollados completamente.

Necesito información sobre ciertos comportamientos sexuales: fetichismo, masoquismo, paidofilia, fobofilia, exhibicionismo, sadismo, escoptofilia, grafofilia, gerentofilia, necrofilia, zoofilia

A este tipo de inclinaciones se las ha denominado también *expresiones comportamentales de la sexualidad:*

FETICHISMO: Obtener y poseer objetos o pertenencias de otros resulta excitante.

EXHIBICIONISMO: Se refiere a las personas que se excitan mediante la exhibición de su cuerpo.

GERONTOFILIA: Es la atracción por personas de mayor edad (más o menos con quince años de diferencia).

MASOQUISMO: Incluye a las personas que encuentran excitante el dolor físico, la sumisión, la dependencia notoria respecto de otra persona, etcétera.

NECROFILIA: Consiste en el gusto o atracción (en este caso, sexual) por los seres muertos o la muerte en sí.

PAIDOFILIA: Es el gusto o atracción por personas de menos edad (no solamente por los niños).

SADISMO: Los individuos gustan de causar dolor físico, someter o hacer que otros dependan de ellos.

ESCOPTOFILIA: Incluye a las personas que encuentran excitante ver los cuerpos, expresiones amorosas o ambos, de otras personas.

ZOOFILIA: Gusto por los animales y, en este caso, excitación por ellos.

FOBOFILIA: Gusto o placer erótico por el peligro o el temor.

GRAFOFILIA: Esta expresión tiene dos dimensiones: la logofilia (excitación al leer) y la iconofilia (excitación al ver representaciones gráficas, como dibujos y fotografías).

Vale aclarar que estas expresiones también pueden darse en un nivel no erótico o que no involucre la excitación sexual. Esto significa que, por ejemplo, puede haber una persona paidófila cuyo gusto por las personas menores o los niños no esté relacionado con el deseo sexual (como una maestra de preescolar), es decir, un paidófilo no erótico; o un zoofílico no erótico, o sea alguien a quien le gustan mucho los animales sin pretender ni desear algo sexual (como un veterinario o un criador de perros).

También es importante mencionar que, en algunos países, ciertas expresiones comportamentales de la sexualidad a nivel erótico constituyen un delito, como la paidofilia, el exhibicionismo, la necrofilia, etcétera.

REFERENCIAS Y LECTURAS RECOMENDADAS

ÁLVAREZ-GAYOU, JUAN LUIS, *Elementos de sexología,* México, McGraw-Hill, 1990.

———, *Homosexualidad: derrumbe de mitos y falacias,* México, Ducere, 1997.

———, *Sexoterapia integral,* México, Manual Moderno, 1998 (1a. ed., 1986).

———, *Sexualidad en la pareja,* México, Manual Moderno, 1996.

BAILEY, M., Comunicación en internet (Jm-bailey@nwu.edu), junio, 1997.

BELL, ALAN, MARTIN WEINBERG Y SUE HAMMERSMITH, *Sexual preference, its development in men and women,* Estados Unidos, Indiana University Press, 1981.

FERREIRA, GRACIELA, *Hombres violentos, mujeres maltratadas,* Buenos Aires, Sudamericana, 1992.

HEISE, LORI, "Violence against women: An integrated, ecological framework", *Journal of Violence Against Women,* núm. 4, 1998, pp. 147-167.

KINSEY, ALFRED, *Sexual behavior in the human male,* Estados Unidos, The New American Library of World Literature, 1948.

———, *Homosexualidades,* Madrid, Debate, 1978.

LÓPEZ, KARINA, Y CENTRO MADRE ANTONIA, *Manual de sexualidad,* México, Centro Madre Antonia, 2003.

MASTERS, WILLIAM, Y VIRGINIA JOHNSON, *Human sexual response,* Boston, Little Brown and Company, 1966.

RUIZ, MARÍA GUADALUPE, Y GILLIAN FAWCETT, *Rostros y máscaras de la violencia,* México, IDEAME, 1999.

TENNOV, DOROTHY, *Love and limerance,* Estados Unidos, Scarborough House, 1999 (1a. ed., 1979).

Páginas web que puedes consultar

www.plannedparenthood.org/espanol/
www.youngwomenshealth.org/sphealthinfo.html
www.imesex.edu.mx
http://latino.gay.com/
http://mx.gay.com/
www.naciongay.com
www.familiaresdegays.org

Líneas de apoyo en México

Acercatel
Orientación y apoyo emocional vía telefónica las 24 horas en toda la República Mexicana.
01 800 110 1010

Diversitel
Apoyo, orientación e información sobre VIH/sida, sexualidad y derechos humanos. Lunes a viernes de 9 a 21 horas.
(55) 52 72 25 22
diversitel@hotmail.com

Telsida
Línea de apoyo telefónico para resolver dudas sobre el sida.
(55) 52 07 40 77 y 56 66 74 32

Infosex
Orientación y asesoría por parte del Instituto Mexicano de Sexología para todas tus dudas en sexualidad.
044 55 21 88 13 89

Planificatel
01 800 010 3500

PGJDF, ayuda en caso de violencia sexual.
(55) 75 54 61

Denuncia de abusos sexuales en escuelas públicas.
(55) 53 28 10 60
operdgee@sep.gob.mx

De joven a joven
(55) 56 58 11 11

S.O.S. Gay. Línea de asistencia legal
(55) 56 11 74 52

Asociación para el Desarrollo Integral de Personas Violadas, A.C.
(55) 56 82 79 69

Centro de Atención a la Violencia Intrafamiliar (CAVI)
(55) 52 42 60 25 y 52 60 62 46

Acude

Instituto Mexicano de Sexología
Terapia, información y cursos sobre sexualidad para padres, niños y adolescentes, así como posgrados
Tepic 86, col. Roma Sur
(55) 55 74 90 70 y 55 64 28 50.
www.imesex.edu.mx

Grupos de apoyo para jóvenes homosexuales

Musas de Metal
04455 10 22 77 56
musas@avantel.net

Nueva Generación de Jóvenes Lesbianas
044 55 26 72 78 21
ngjl@lycos.com

Proyecto de Jóvenes Gays, Lesbianas y Familia por una Comunicación Asertiva
55 32 27 51
jovenletras@laneta.apc.org

Condonerías en el Distrito Federal

Condomaniacos
Amberes 57, Zona Rosa

Condon.pon
Copilco: 56 58 77 26
Cuauhtémoc: 55 11 10 20
Iztacala: 55 65 96 96
Iztapalapa: 54 45 71 20
www.condon.pon.com

La Condonería de Ave de México
55 15 75 66
lacondoneria@yahoo.com

El Encanto del Condón
55 42 78 35
044 55 19 16 93 88
www.elencantodelcondon.org

Programas de radio en México

Triple G (Generación de Gente Gay)
W Radical, 96.9 de FM
Martes de 22:00 a 24:00 horas
51 66 89 69
Conducen: Eduardo Iniesta, Renato Henkel y Ana Paola Ampudia

Sexo Sentido
Radio Mexiquense
1600 Toluca
1520 Atlacomulco
1220 Tejupilco y
1080 Valle Cuatitlán Texcoco
Miércoles de 18:00 a 19:00 horas
Conduce: Beatriz Ramírez
01 800 590 3000

Ombligos al sol
Radio Educación, 1060 AM
Martes 20:30 horas

Sexualidad en tu propia voz
Radio Educación, 1060 AM
Viernes 18:00 horas

Programas de televisión

Diálogos en Confianza
Canal Once
Miércoles de 11:00 a 13:00 horas
57 29 43 41
dialogos@mail.oncetv.ipn.mx
http://www.oncetv.ipn.mx
Conduce: Sylvia Covián

Sexo Diario
Canal Cuarenta
Viernes de 23:00 a 24:00 horas